初めの一歩は絵で学ぶ

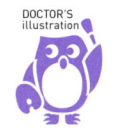

DOCTOR'S illustration

微生物学

細菌・真菌・ウイルスと感染症

博士（薬学） 杉田 隆 著

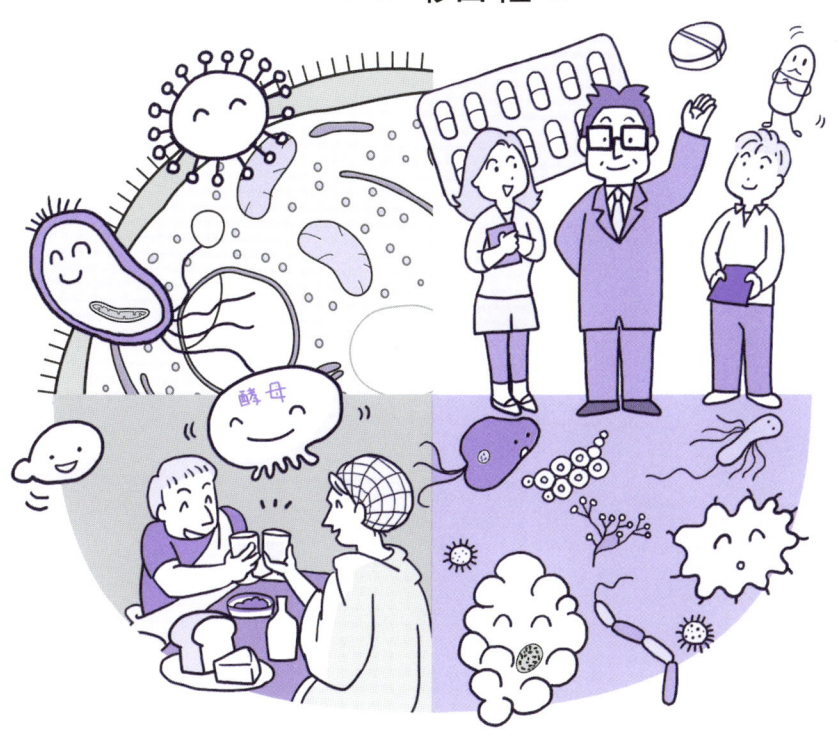

じほう

はじめに

　約138億年前にビッグバンが起こり，地球は約46億年前に誕生した。原始生命体が誕生したのは約30〜40億年前と推定されている。その後，生物は真正細菌，アーキアと真核生物（微生物では真菌）の3つの方向へ進化していった。アーキアは高温や強酸性などの過酷な環境でも適応できたが，多くの真正細菌と真菌はそのような過酷な環境では適応できなかったため，それぞれの種に応じた自然環境をみつけて今日まで生存してきている。

　われわれ，ホモ・サピエンスの誕生はわずか数10万年前であるが，微生物はそこにも新しい住処をみつけた。ヒトの腸管，皮膚あるいは口腔粘膜にも微生物が存在する。そこに存在する微生物は，共生というライフスタイルを選んだのである。そしてさらに共生しないと生存できない方向へ進化した微生物もいる。その共生に成功した微生物は，宿主のエネルギー供給を利用することで，自身は生存に最低限の能力しかもたなくなった。ヒトとの平和な共生を好まずに攻撃をしかけてくる微生物や，毒素を産生して圧倒的にヒトより優位な立場をとろうとする微生物も誕生した。このような攻撃に対して，人類はワクチンと抗菌薬を手に入れることができた。

　これだけ科学や医学が進歩を遂げても，世界レベルでみれば死因の第1位は感染症なのである。新たな抗菌薬が誕生してもそれに対して耐性を示す病原菌も新たに誕生する。森林の伐採により人類が新たな病原体と突然遭遇することもある。特定の地域にしか存在しなかった感染症が，交通手段の発達で世界中に広がることもある。感染症の多様化は病原体の生物進化の結果だけではなく，環境や社会的背景にも影響を受けることがある。いかなる感染症であっても，その原因は微生物という細胞である。その基礎を学ぶ学問が微生物学なのである。

　本書では，初めて微生物を学ぶ人あるいは簡単にもう一度復習したい人を対象に「微生物とは？」からはじまり，「微生物の細胞構造」から「感染症の各論」と「抗菌薬」の順に編集した。特に，イラストや表に各々の項目の半分の紙面を割いている。これにより複雑な機序も容易に理解することができると信じて

いるからである．私の講義中に，菌名を覚えるのが大変ですと訴える学生がいる．私は年を重ねるごとに人の名前はなかなか覚えられなくなったが，菌名は一度耳にするだけで，今でも簡単に覚えることができる．それは名前の由来が興味深いからである．本書では，紙面の許す限り，ところどころで微生物の学名の由来も記している．微生物名を聞いたときは，どのように名付けられたのかを想像してみるのも面白い．これも多くの人に微生物学を好きになってほしいと願う私なりの工夫である．

　本書の企画を最初に株式会社じほう鹿野章氏からいただいたときは大変嬉しかった．こんなにイラストをふんだんに使える書籍はほかにはないからである．これで微生物好きの人が増えると密かに心の中で微笑んだのである．「初めの一歩は絵で学ぶ」は，これまで私が心に秘めていた想いを形にしてくれた本である．

　本書をまとめるにあたっては，多くの方々にご協力をいただいた．株式会社ビーコムの島田栄次氏，イラストを担当してくださった土田菜摘氏は，私の多くの願いを寛容に受け入れてくださった．研究室のスタッフからは読者目線で貴重な意見をいただいた．そして何よりも本書の執筆の機会を与えてくださった株式会社じほう出版局の鹿野章氏，また折に触れ適切な助言をくださった南友美子氏に心から感謝の意を表したい．

2014年7月

杉田　隆

目次 CONTENTS

Introduction　ようこそ微生物学教室へ ……………………………………… 1

第1章　微生物学序論　3

- 1-1　微生物学を学ぶことの意義 …………………………………… 4
- 1-2　微生物とは目に見えない小さな生き物 ……………………… 6
- 1-3　歴史に残る偉大な微生物学者 ………………………………… 8
  - Column　顕微鏡観察は微生物研究の基本 …………………… 10

第2章　細菌学総論　11

- 2-1　細菌とは何か？ ………………………………………………… 12
- 2-2　原核生物としての細菌の微細構造 …………………………… 14
- 2-3　グラム陽性と陰性に分けられる細胞壁 ……………………… 16
- 2-4　細胞を染め分けて形を観察する ……………………………… 18
- 2-5　細菌は栄養を獲得しながら分裂増殖する …………………… 20
- 2-6　名前をつけるにはルールがある ……………………………… 22
- 2-7　われわれのからだは多くの微生物で覆われている ………… 24
  - Column　微生物の世界にも社会がある ……………………… 26

第3章　細菌の遺伝学　27

- 3-1　細菌に感染するウイルス ……………………………………… 28
- 3-2　細菌は突然変異を起こす ……………………………………… 30
- 3-3　染色体以外の小さい遺伝子プラスミド ……………………… 32
  - Column　微生物のゲノムの大きさ …………………………… 34

第4章　感染論　35

- 4-1　感染症とは ……………………………………………………… 36
- 4-2　病原体によりさまざまな感染経路がある …………………… 38
- 4-3　感染症を起こすまでのプロセス ……………………………… 40

4-4	ヒトの免疫防御システム	42
4-5	病院で起きる感染症	44
4-6	滅菌と消毒は意味が違う	46
	Column 人獣共通感染症	48

第5章 細菌学各論　49

5-1	ブドウの房に見える細菌	50
5-2	人食いバクテリア――劇症型溶血性レンサ球菌感染症	52
5-3	院内感染で問題となる緑色の細菌	54
5-4	細胞内で生き続けるレジオネラ	56
5-5	咳が100日続く百日咳	58
5-6	インフルエンザを起こさないインフルエンザ菌	60
5-7	強酸性環境の胃でも殺菌されないヘリコバクター・ピロリ	62
5-8	下痢を起こす大腸菌	64
5-9	かつては日本でも流行していた赤痢	66
5-10	腸チフスとパラチフスを起こすサルモネラ	68
5-11	著しい脱水を起こすコレラ菌	70
5-12	炭疽菌と納豆菌が存在するバシラス属	72
5-13	空気があると生きられない細菌	74
5-14	結核は古くて新しい病気	76
5-15	細胞壁のない細菌，マイコプラズマ	78
5-16	宿主が必要な細菌リケッチア	80
5-17	若年層に広がる性感染症	82
5-18	医薬品としても使われる乳酸菌	84
	Column 毒が薬になる？	86

第6章 ウイルス学　87

6-1	総論（1）ウイルスが生きていくためには	88
6-2	総論（2）ウイルスは宿主の機能を利用しながら生き延びる	90
6-3	地球上からの根絶に成功した痘瘡――ワクチンの発明	92
6-4	潜伏と再活性を繰り返すヘルペスウイルス	94
6-5	子宮頸がんの原因となるパピローマウイルス	96

6-6	RNAをDNAへと逆方向へ変えるレトロウイルス	98
6-7	HIVワクチンはなぜできないのか？	100
6-8	はしかにならない！　はしかにさせない！　麻疹排除計画	102
6-9	かぜの多くはウイルスが原因となる	104
6-10	どうやって新型インフルエンザウイルスが誕生するのか	106
6-11	冬に流行する感染性胃腸炎——ノロウイルス	108
6-12	肝細胞を好むウイルス——肝炎ウイルス	110
6-13	世界最強のウイルス——エボラウイルス	112
6-14	世界的な根絶をめざすポリオ	114
6-15	島国が救う狂犬病	116
6-16	細菌，ウイルスや真菌でもない病原体「プリオン」	118
	Column　ウイルスとインターフェロン	120

第7章　真菌学　121

7-1	カビ，キノコや酵母を真菌と呼ぶ	122
7-2	ヒト常在菌「カンジダ」	124
7-3	ハト糞に存在する真菌病原体：クリプトコックス	126
7-4	病原菌と有用菌が存在するアスペルギルス	128
7-5	真菌だが抗真菌薬が効かないニューモシスチス	130
7-6	水虫はなぜ治らない？	132
7-7	フケ症は皮脂を食べる常在菌が原因となる	134
	Column　黴菌とバイキン	136

第8章　原虫学　137

8-1	寄生的な真核単細胞生物である原虫	138
8-2	赤血球を食べる赤痢アメーバ	140
8-3	地球温暖化の影響で日本でもマラリアが流行する？	142
8-4	AIDSに関連する原虫感染症，クリプトスポリジウム症とトキソプラズマ症	144
	Column　病原体を取り扱うときの規則 　　　　——バイオセーフティレベル	146

第9章　化学療法　147

- 9-1　抗菌薬の作用機序を理解する前に学んでおくこと　148
- 9-2　DNAの複製を選択的に阻害するキノロン系抗細菌薬　150
- 9-3　偶然の出来事から見つかったペニシリン　152
- 9-4　細胞壁の生合成をとめるペニシリンとセフェム系抗細菌薬　154
- 9-5　タンパク質の生合成をとめる抗細菌薬　156
- 9-6　細菌がもつ物質の偽物を使う――代謝拮抗薬　158
- 9-7　病原菌も抗菌薬に抵抗して生き延びる能力を獲得した　160
- 9-8　MRSAと戦う　162
- 9-9　抗菌薬を投与したら新しい感染症が起こる　164
- 9-10　HIVの増殖プロセスから理解する抗HIV薬　166
- 9-11　なぜ抗真菌薬の数は少ないのか？　168
- 9-12　化学療法とワクチンの違い　170
- 9-13　微生物は優秀な医薬品製造工場である　172
- Column　抗菌スペクトル　174

絵で学ぶFile一覧　175
索引　177

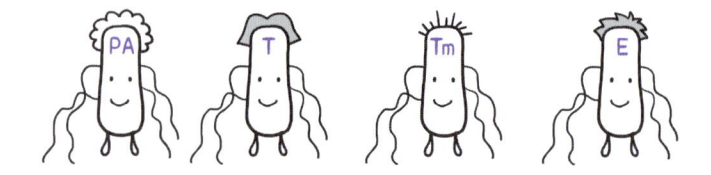

Introduction
ようこそ微生物学教室へ

　昨年入学した明くん（薬学部）と香さん（生命科学部）は高校の同級生。
　学年末試験終了後のある日，人影もまばらな校内で，2人はばったりと出会いました。

- 🙍‍♀️　あれっ！　明くん，どうしたの？
- 🙍‍♂️　いやっ，ちょっとね…，香こそ何か用があるの？
- 🙍‍♀️　えっ？　えーっと，まあ，私もちょっと…。

——お互いに気まずそうな2人は，同じ方向に歩きつづける

- 🙍‍♀️　明くんはどこに行こうとしているの？
- 🙍‍♂️　えっ…？　うーんと…高杉教授の研究室。
- 🙍‍♀️　はははっ。
- 🙍‍♂️　な，何がおかしいの！？
- 🙍‍♀️　一緒よ！　一緒。
- 🙍‍♂️　……ひょっとして，高杉先生の微生物学の補講？
- 🙍‍♀️　なーんだ。明くんも成績よくなかったんだ。
- 🙍‍♂️　うん，みっちりと補講をうければ単位くれるって高杉先生が言ってくれたんで。

——2人そろって高杉先生の研究室のドアを開けると

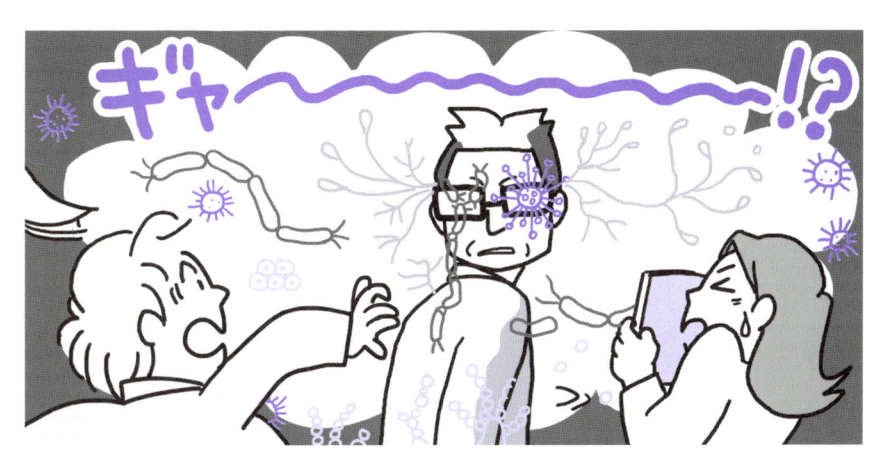

🧑‍🦳 あっ，ごめん，ちょうど学会用のスライドの整理をしていたもんだから。驚かせてしまったね。

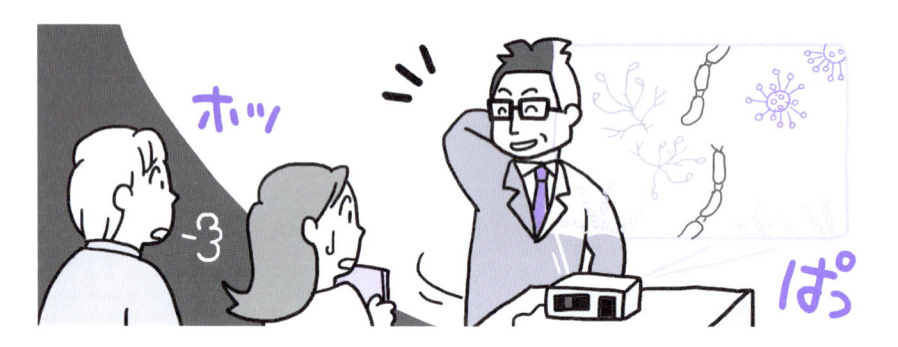

👩👨 い，いえ…。

🧑‍🦳 さて，2人を呼んだ理由はわかっているね…こりゃひどいもんだ（2人の解答用紙を見ながら）。

👩👨 ……。

🧑‍🦳 わかりやすいと評判のいい私の講義を受けて，この点数とは。

👩👨 は，はい…（汗）

🧑‍🦳 この結果は僕も納得がいかないんだ。今日1日で微生物学を一から学び直そうじゃないか。

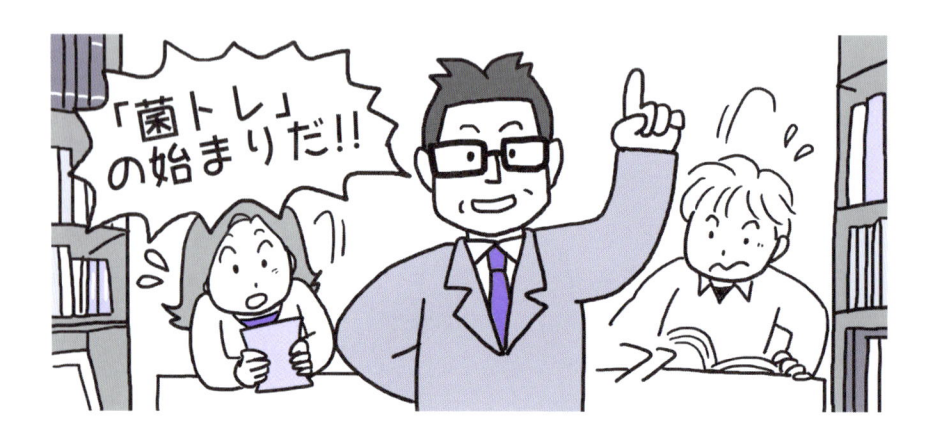

🧑‍🦳 微生物学 完全マスタートレーニングのスタート！ いや，長いな…略して──

「菌トレ」の始まりだ！！

第 1 章

微生物学序論

肉眼では見えない「小さな生き物」

Chapter 1-1 微生物学を学ぶことの意義

肉眼では見えない「小さな生き物」

　微生物を分類すると「**細菌**（バクテリア）」,「**真菌**（カビや酵母）」や「**ウイルス**」となる。これらを対象とする学問が「微生物学」である。地球上ではどの位の微生物が存在するのだろうか？　諸説あるが，数100万菌種は存在しているだろう。この数字は，現在知られている菌の数が10万種位なのでその10倍以上と推定したものである。われわれは，有史以来微生物を経験に基づいて生活に利用してきた。古代人はすでにヨーグルト，ワインやパンなどの発酵技術を得ていたのである。オランダのレーウェンフック（Antonie van Leeuwenhoek）の顕微鏡の開発により微生物の観察が可能となり，学問の対象として急速に進展した。微生物が小さい生き物であるということは，そのゲノムも小さい。そのため微生物を使って遺伝子を伝達したり形質を変化させたりできた。**ファージ**※1や**プラスミド**※2は今日でも用いる大事な実験材料である。つまり分子生物学の基礎をつくったのは微生物なのである。**ワクチン**の誕生は**痘瘡**(とうそう)の研究に端を発している（p.92）。免疫とは微生物やがんなどから，からだを守るしくみである。したがって，これを学ぶ免疫学も微生物学が出発点となっている。

　とりわけ医療の分野では病原微生物といかに戦うか，これに対する知識を習得することが微生物学を学ぶ意義である。そのためには，まず病原体自身の性質を理解しなければならない。細菌，真菌あるいはウイルスでは育ち方も生き方も違う。HIVはヒトの細胞の中でしか生きられないから環境中には存在しない。腸炎ビブリオはNaClを好むので海水に生息する。真菌はヒトと同じ真核細胞なので真菌だけに効く薬をつくるのは難しい。このような特徴を知り，われわれは病原体と戦わなければならない。一方で，病原体は形を変えながら反撃をしてくる。抗菌薬への耐性化である。そのとき，われわれは耐性菌を分解して耐性化の設計図を解読する。そしてそれを上回る設計図をまたつくるのである。

　　微生物学は医療分野のほかにも，私たちの生活に大いに関係あるんですね。
　　そうだね。食品や環境の分野でも有効に利用されているんだ。

※1　ファージ：細菌に感染するウイルス（p.28）。
※2　プラスミド：細胞質内に存在する染色体以外のDNA分子（p.32）。

File 01 ヒトと微生物のかかわり

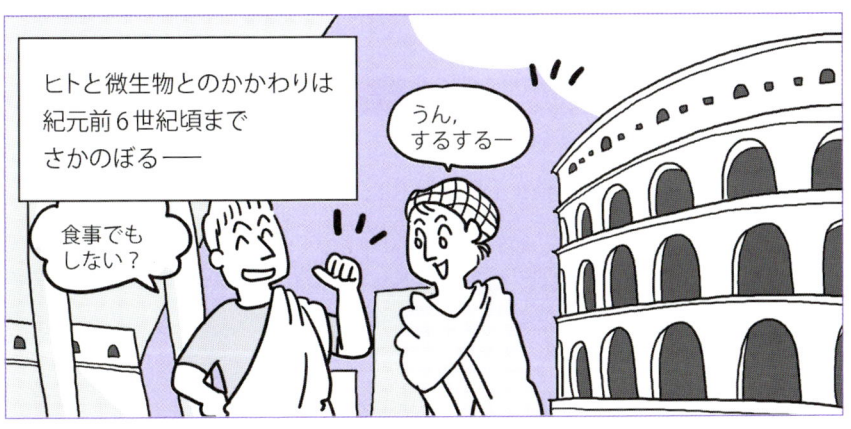

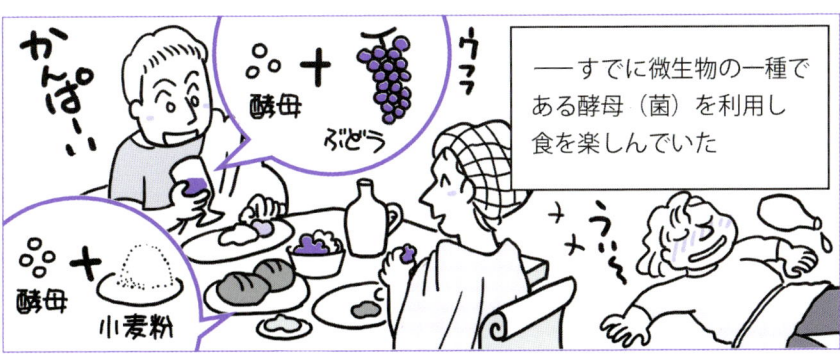

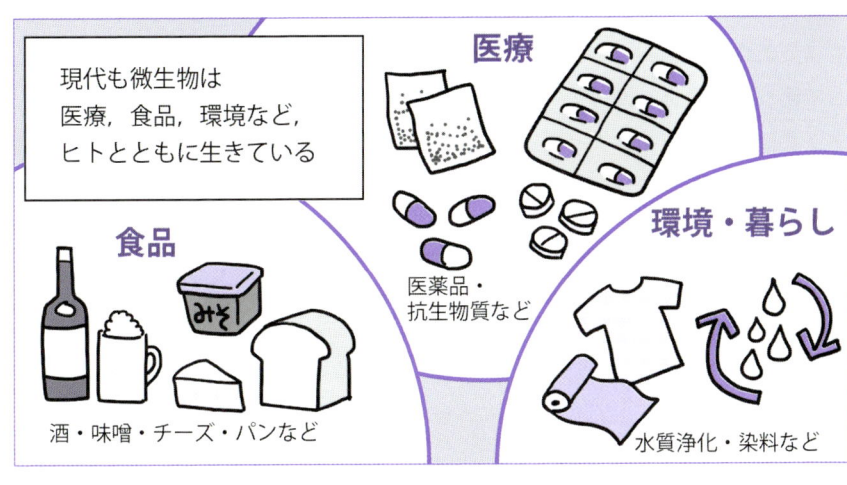

ヒトと微生物とのかかわりは紀元前6世紀頃までさかのぼる——

——すでに微生物の一種である酵母（菌）を利用し食を楽しんでいた

現代も微生物は医療，食品，環境など，ヒトとともに生きている

食品
酒・味噌・チーズ・パンなど

医療
医薬品・抗生物質など

環境・暮らし
水質浄化・染料など

Chapter 1-2 微生物とは目に見えない小さな生き物

微生物学で学ぶ生き物の仲間

　肉眼では見えない「小さな生き物」を微生物と呼ぶ。したがって，小さな動物や昆虫であっても，目に見えるからこれらを微生物とは呼ばない。微生物には，「細菌（バクテリア）」，「真菌（カビや酵母）」や「ウイルス」が含まれる。ウイルスは非細胞性で基本的に核酸（DNAやRNA）やタンパク質から構成されている粒子であるため，狭義の微生物ではないが，さまざまな疾患に関与するため微生物として取り扱うことが多い。実際に，微生物を学ぶ学問「微生物学」では，ウイルスも学習範囲である。

　肉眼で見分けられる大きさは，0.1 mm～1 mm位であろう。これより小さい生き物は，顕微鏡で観察する。細菌，真菌は光学顕微鏡で観察できるが，ウイルスはさらに小さいので，電子顕微鏡で観察することになる。細胞の大きさは，植物細胞＞動物細胞＞真菌＞細菌＞ウイルスの順番である。真菌は，約2～20 μm，細菌は真菌の1/10位で約0.2～3 μmである。ウイルスはさらに細菌の1/10位で，約20～500 nmである。

微生物の発見

　微生物研究の歴史は古い。14～15世紀にヨーロッパを中心に流行した天然痘（痘瘡ウイルス）やペスト（細菌：ペスト菌），16世紀の新大陸の発見とともに流行した梅毒（細菌：梅毒トレポネーマ）などは伝染病と考えられていた。生きた伝染性の生物によって疾患が伝染するというコンタジオン説が提唱されたのである。このときは微生物そのものの存在は，まだ発見されていない。17世紀になると，顕微鏡が開発され，オランダのレーウェンフックにより初めて細菌が観察された。ウイルスの発見は，それから200年以上を経ている。

　　顕微鏡の発明は微生物研究の発展に大きく貢献したといえますね。

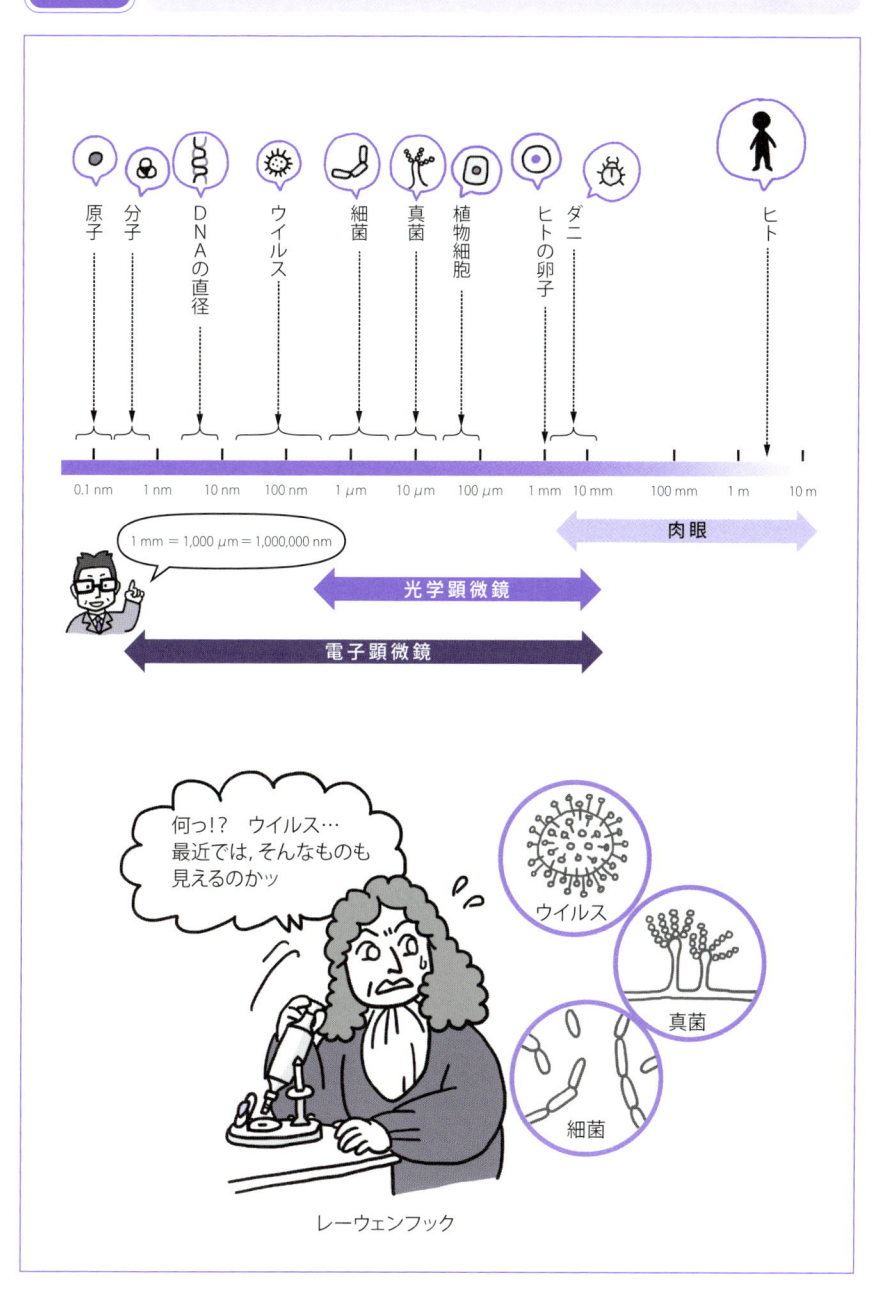

File 02 微生物を見る

| 原子 | 分子 | DNAの直径 | ウイルス | 細菌 | 真菌 | 植物細胞 | ヒトの卵子 | ダニ | ヒト |

0.1 nm　1 nm　10 nm　100 nm　1 μm　10 μm　100 μm　1 mm　10 mm　100 mm　1 m　10 m

1 mm = 1,000 μm = 1,000,000 nm

肉眼

光学顕微鏡

電子顕微鏡

何っ!? ウイルス…最近では, そんなものも見えるのかッ

ウイルス

真菌

細菌

レーウェンフック

第1章 序論 微生物学
第2章 細菌学総論
第3章 細菌の遺伝学
第4章 感染論
第5章 細菌学各論
第6章 ウイルス学
第7章 真菌学
第8章 原虫学
第9章 化学療法

Chapter 1-3 歴史に残る偉大な微生物学者

近代細菌学の父

どの分野にも，いつの時代にも歴史に残る偉大な人物がいる。[File03]は，微生物に関する最初の現象を発見した人物である。いわゆる，「○○の父」と呼ばれる人物である。

「近代細菌学の父」と呼ばれているのは，ドイツ人のロベルト・コッホ（Heinrich Hermann Robert Koch, 1843-1910）である。コッホはドイツGöttingen大学在学中，同大学の組織学の教授であるヘンレの教えに強く影響を受けた。ヘンレは，感染症は微生物が原因であるとし，以下のような**ヘンレの3原則**を示した。

1. 一定の伝染病は一定の微生物の存在が証明できること
2. 病巣からその微生物を分離できること
3. 分離した微生物で実験的に動物に同じ感染を起こせること

当時は検体から微生物を純培養する技術がなかったが，後にコッホはこれを実験的に証明した。また，ヘンレの3つの原則に，4つ目として，「実験的に感染させた動物から再び同じ微生物を分離できること」を追加した**コッホの4原則**を発表した。コッホの大きな業績は，細菌の培養法を確立し炭疽菌，結核菌，コレラ菌を発見したことである。そのときに使った寒天培地やペトリ皿（シャーレ）は今日でも用いられている。1905年に結核に関する業績でノーベル生理学・医学賞を受賞している。彼の門下には，多くの優秀な微生物学者がいる。「ジフテリアに対する血清療法の研究」を行ったエミール・アドルフ・フォン・ベーリング（Emil Adolf von Behring, 1854-1917）や「生体防御」の研究を行ったパウル・エールリッヒ（Paul Ehrlich, 1854-1915）は，いずれもノーベル生理学・医学賞を受賞している。日本人の北里柴三郎（1853-1931）もコッホの門下生である。彼は破傷風の純培養に成功し，そこから抗毒素を発見した。これをエールリッヒとともにジフテリアに応用した。残念ながらノーベル賞はエールリッヒだけに与えられた。赤痢菌を発見した志賀潔は北里の門下である。

File 03 ロベルト・コッホの門下生

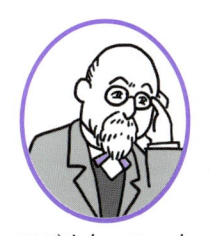

ロベルト・コッホ
近代細菌学の父といわれている

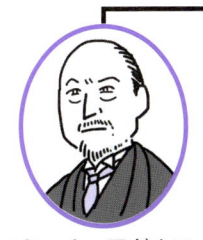

エミール・アドルフ・フォン・ベーリング
ジフテリアに対する血清療法の研究

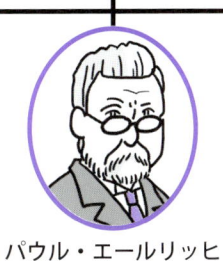

パウル・エールリッヒ
生体防御の研究

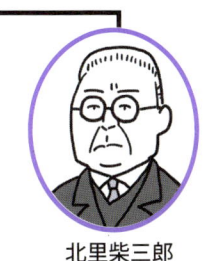

北里柴三郎
破傷風菌培養に成功し抗毒素を開発する

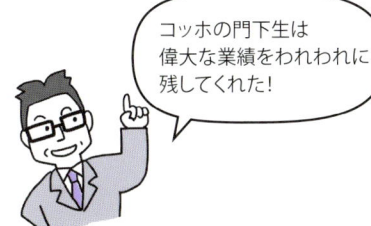

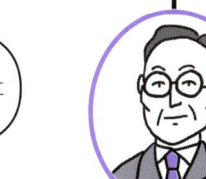

志賀潔
赤痢菌を発見する

コッホの門下生は偉大な業績をわれわれに残してくれた！

アントニー・フォン・レーウェンフック Antonie van Leeuwenhoek	1632-1723	顕微鏡を使って初めて微生物を観察した「微生物学の父」
エドワード・ジェンナー Edward Jenner	1749-1823	痘瘡の研究からワクチンを初めて開発した「近代免疫学の父」
ルイ・パスツール Louis Pasteur	1822-1895	微生物の自然発生説を否定した「近代細菌学の開祖」
フリードリヒ・グスタフ・ヤーコブ・ヘンレ Friedrich Gustav Jacob Henle	1809-1885	感染症は微生物が原因であることを示した（ヘンレの3原則）
アレクサンダー・フレミング Alexander Fleming	1881-1955	青カビから抗生物質・ペニシリンを発見した

Column

顕微鏡観察は微生物研究の基本

　科学の進歩に研究機器の進歩は不可欠である。分野を問わず研究の世界にも"流行"というものがある。これには，研究機器の進歩が大きく寄与している。ところが，微生物研究は，"菌を観察する"ことから始まる。いくら複雑な遺伝子の解析をしても菌を観察しないのは，"木をみて森を見ず"である。"菌を観察する"ツールが顕微鏡である。はじめて高倍率の顕微鏡を開発したのがレーウェンフック(p.6)である。その倍率は約300倍と推定されているので，細菌の観察は十分に可能だったはずだ。観察目的に応じて，さまざまな顕微鏡があるが，微生物の形態観察には，光学顕微鏡と電子顕微鏡を用いるのが一般的である。いずれもレンズが必要であるが，大きな違いは，前者は光源として光を用いるのに対して後者は電子線を使うことである。電子顕微鏡のほうが光学顕微鏡よりも格段に解像度が高いためより微細な構造まで観察することができる。Chapter 7-7(p.134)で説明するフケ症の原因となる真菌 *Malassezia* の光学顕微鏡(400倍)と電子顕微鏡(10,000倍)により撮影した写真を見比べてほしい。その解像度の差は一目瞭然である。さらに電子顕微鏡のほうが，観察深度が深いため立体的に観察できる。

　微生物研究の基本は，顕微鏡観察である。したがってどんなに，研究機器が進歩しても，顕微鏡がなくなることはない。

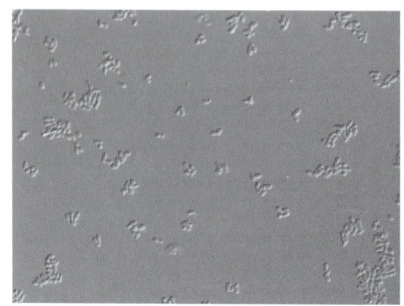

光学顕微鏡(400倍)で見た *Malassezia* 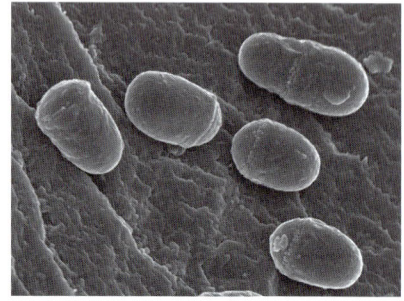　　電子顕微鏡(10,000倍)で見た *Malassezia*

# 第 2 章

細菌学総論

細菌の基本的な構造

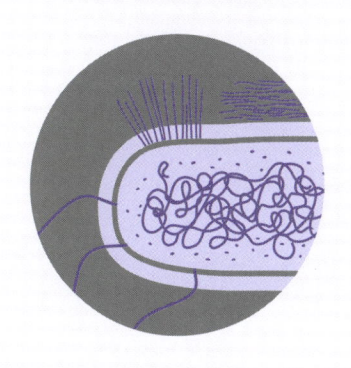

Chapter 2-1 細菌とは何か？

細胞で構成されている一番小さい生き物

　ウイルスは細菌よりも小さな生き物であるが，核酸とタンパク質から構成されている，いわば粒子であるため細胞とはいえない。さまざまな生物の分類法があるが，生物進化を反映させた分類法が最も合理性がある。生物は大きく3つのドメインに分類される［File04］。ドメイン **Eucarya**（ユーカリア）は，真核細胞の生物から構成された動物や植物が含まれる。微生物では真菌がこれに分類される。他の2つのドメインは原核細胞の生物から構成される。ドメイン **Bacteria**（バクテリア）は真正細菌といい，大腸菌，ブドウ球菌や乳酸菌などが含まれる。単に細菌と呼ぶときは，真正細菌を示すことが多い。同じ原核細胞でも100℃の高温環境や塩湖などの塩濃度の非常に高い環境，強酸や強アルカリ環境という極限環境を好む細菌が存在する。これらは，形は真正細菌に似ているが，生物進化が異なるため **Archaea**（アーキア）と呼ばれる（以前は古細菌とも呼ばれていた）。前述したとおり，ウイルスは細胞ではないため生物進化の図には含まれていない。

　細菌は生物進化の解析の結果，分類された微生物であるため，細菌を理解するには真菌との差異を比較するとよい。最も大きな差異は，真核細胞に属する真菌はDNAが核膜に覆われているのに対し，原核細胞である真正細菌とアーキアは，核膜をもたずにDNAは細胞質に露出している点である。右ページ下部に細菌と真菌の相違点をまとめた。

図　真核細胞（左）と原核細胞（右）の模式図

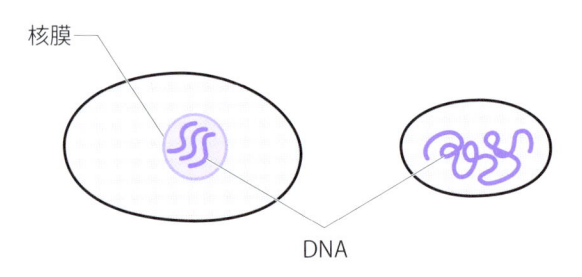

File 04 生物進化（3つのドメイン系統樹）

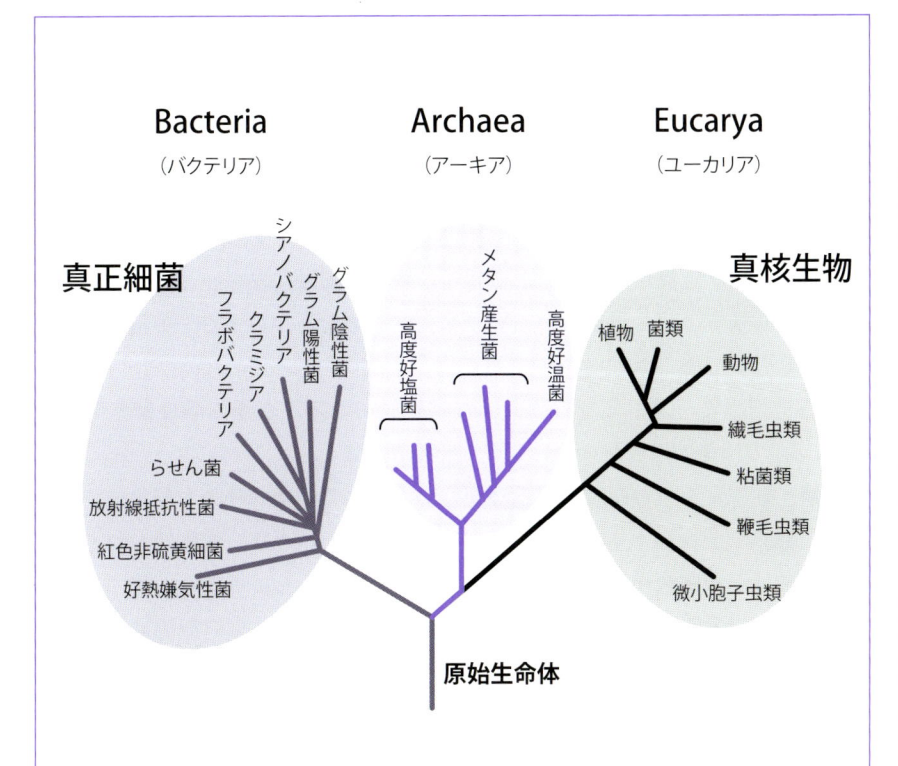

Bacteria（バクテリア）　Archaea（アーキア）　Eucarya（ユーカリア）

真正細菌
- シアノバクテリア
- グラム陰性菌
- グラム陽性菌
- クラミジア
- フラボバクテリア
- らせん菌
- 放射線抵抗性菌
- 紅色非硫黄細菌
- 好熱嫌気性菌

Archaea
- 高度好塩菌
- メタン産生菌
- 高度好温菌

真核生物
- 植物
- 菌類
- 動物
- 繊毛虫類
- 粘菌類
- 鞭毛虫類
- 微小胞子虫類

原始生命体

	細　菌	真　菌
核膜	なし	あり
有糸分裂	なし	あり
染色体数	1	複数
ミトコンドリア	なし	あり

Chapter 2-2 原核生物としての細菌の微細構造

細菌の細胞はシンプルな構造である

　細菌の細胞は複雑な構造は示さず比較的単純である。その基本構造は，一番外側に細胞の形を与える細胞壁（ヒト細胞にはない），その内側に細胞膜で囲まれた細胞質が存在する。ここには多数のリボソームがあるが核膜，ミトコンドリアはない。運動性をつかさどる**線毛**，**鞭毛**が表層部に存在し，菌体の周囲に多糖から構成される**莢膜**や粘液層を産生する細菌も存在する。細菌の細胞の構造をひとつひとつみていこう。

細胞壁：細胞の一番外側を覆う強固な構造物である。**グラム陽性菌**と**陰性菌**（p.16）ではその構成化合物に大きな相違がある。

細胞膜：細胞質を包む脂質の二重層構造である。ここは，呼吸と酸化的リン酸化（真核細胞ならミトコンドリアで行う），物質の透過，菌体外へのタンパク質の分泌や細胞膜・細胞壁成分の合成を行っている多機能な部位である。

リボソーム：RNAをたくさん含んだタンパク粒子でありその機能はタンパク質の合成工場である。

核様体（DNA）：細菌は原核細胞であるため，真核細胞のような核膜は存在しないため核（染色体）は存在しないが，真核細胞にならって染色体DNAと呼ぶこともある。

鞭毛：細菌はらせん状をした鞭毛と呼ばれる器官を使って運動をする。これは，フラジェリンと呼ばれるタンパク質から構成されている。

線毛：長さは鞭毛より短く，ピリン（フィンブリリンとも呼ぶ）と呼ばれるタンパク分子がらせん状に並んでいる。線毛は2種類あり，1つは細菌の接合に働く接合線毛（性線毛とも呼ぶ）である。もう1つは付着線毛である。感染が成立するためには，宿主に付着しなければならない。この役割を担うのが付着線毛である。

莢膜・粘液層：細胞の表面に存在する多糖類である。莢膜を有する菌は感染後食細胞の貪食に抵抗する。

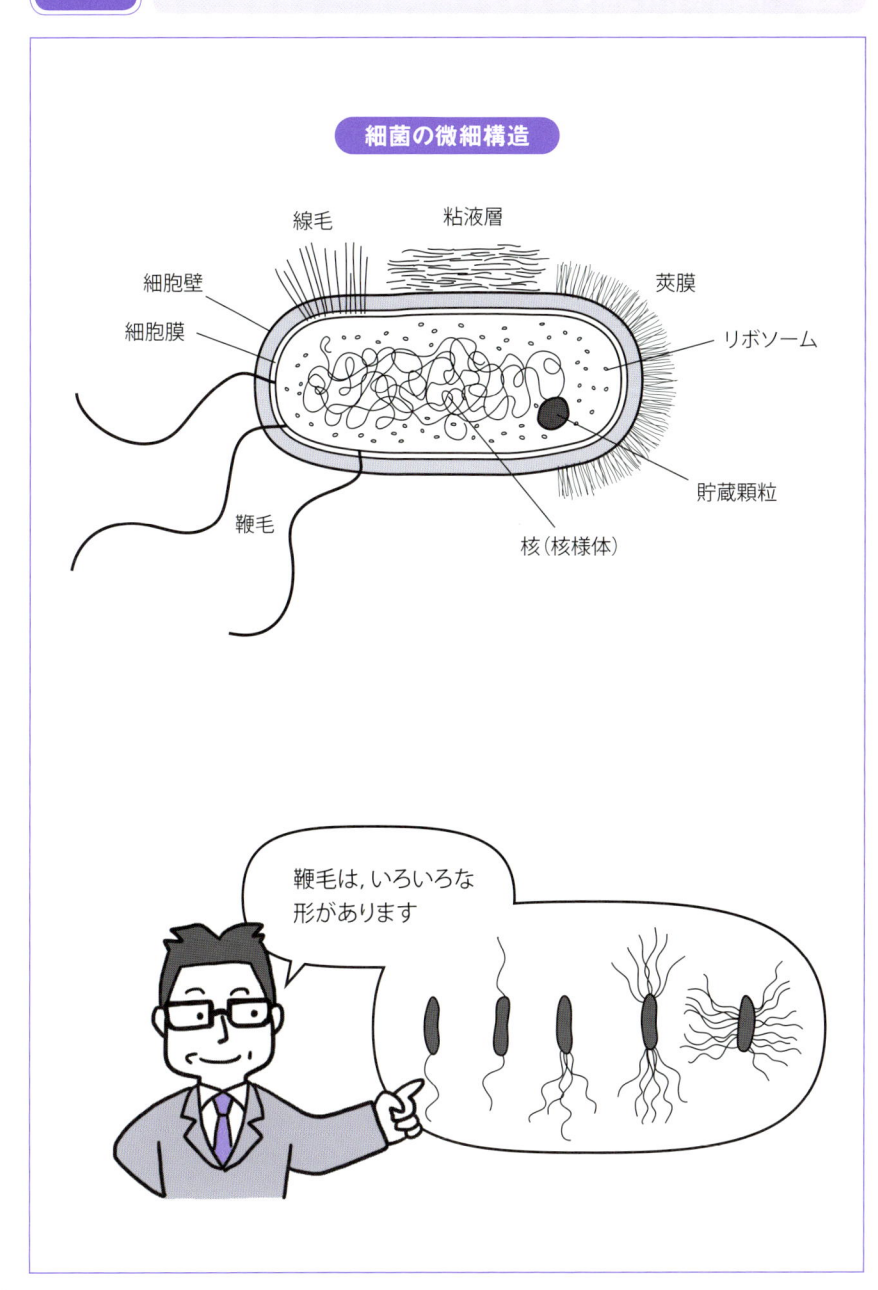

File 05　細菌の基本構造

細菌の微細構造

- 線毛
- 粘液層
- 細胞壁
- 細胞膜
- 莢膜
- リボソーム
- 貯蔵顆粒
- 核（核様体）
- 鞭毛

鞭毛は，いろいろな形があります

Chapter 2-3 グラム陽性と陰性に分けられる細胞壁

細菌細胞壁の構造

　細菌を光学顕微鏡で観察する場合，見やすくするためには着色する必要がある。この方法の1つに**グラム染色**（次項で詳しく述べる）がある。

　細菌と動物細胞の最も大きな違いは細胞壁があるかないかであろう。グラム染色で細菌を染め分けることができるかどうかは細菌細胞壁の化学構造の差に起因している。細胞壁の主要構成成分は，ペプチドグリカン，タイコ酸，リポ多糖，リポタンパク質とリン脂質である。以下にこれら細胞壁の主な構成成分をまとめた。

ペプチドグリカン：N-アセチルグルコサミンとN-アセチルムラミン酸がβ-1,4グリコシド結合し，N-アセチルムラミン酸に4つのアミノ酸（Ala-Glu-DAP/Lys-Ala※）から構成されるペプチドが結合している（多くのグラム陰性菌がDAPで陽性菌がLysである）[File06]。このペプチドが架橋し強固な網目構造を形成する。グラム陽性菌ではこれが細胞壁の大部分をしめる。

タイコ酸：リンを含んだ多糖であるが機能は不明な点が多い。

リポ多糖：リポ多糖は細菌の最外層にあり，O側鎖多糖-コア多糖部分-Lipid Aの順で結合している。Lipid Aは2分子のグルコサミンがβ-1,6結合した糖にリン酸と脂肪酸が結合したものである。リポ多糖は発熱作用やショック作用を示す内毒素（エンドトキシン）であり，その毒性の本体はLipid Aである。グラム陰性菌による敗血症で大量のリポ多糖が血中に遊離した場合，重篤な症状を引き起こすことがある。また，注射剤の製造工程でリポ多糖が混入していないかの試験が薬事法に基づいて行われる。O側鎖多糖は最外層に位置するため，細菌の表面性質に関連している。糖鎖の違いにより菌株特異的な抗原（O抗原）となる。

リポタンパク質とリン脂質：グラム陰性菌ではペプチドグリカンの外膜は，リポ多糖に加えてリポタンパク質とリン脂質で構成されている。外膜にはポーリンと呼ばれる小孔があり，物質の透過に関与している。

※**Ala**：アラニン，**Glu**：グルタミン酸，**Lys**：リシン，**DAP**：ジアミノピメリン酸

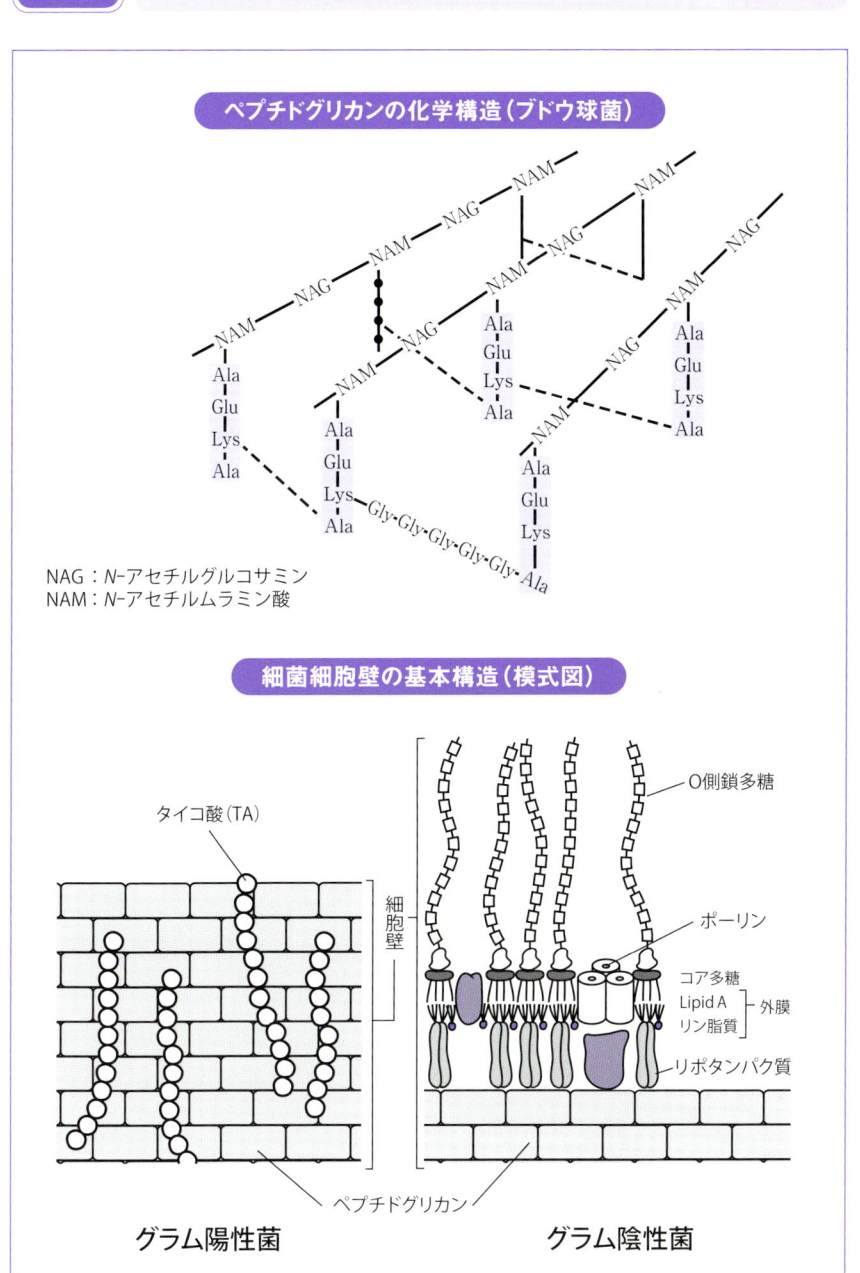

File 06 細菌の細胞壁

ペプチドグリカンの化学構造（ブドウ球菌）

NAG：N-アセチルグルコサミン
NAM：N-アセチルムラミン酸

細菌細胞壁の基本構造（模式図）

グラム陽性菌
- タイコ酸（TA）
- 細胞壁
- ペプチドグリカン

グラム陰性菌
- O側鎖多糖
- ポーリン
- コア多糖
- Lipid A
- リン脂質
- 外膜
- リポタンパク質

Chapter 2-4 細胞を染め分けて形を観察する

グラム染色の手順

　細菌は単細胞であるため，その形はそれほど複雑ではない。球形を示す「球菌」は菌種によって特徴的な配列を示す。鎖のように連なって見える**レンサ(連鎖) 球菌**（*Streptococcus*）やブドウの房のように見える**ブドウ球菌**（*Staphylococcus*）に代表される。桿状や棒状を示す細菌を「**桿菌**」と呼び，肺炎桿菌（*Klebsiella pneumonia*）や緑膿菌（*Pseudomonas aeruginosa*）がある。らせん状を示すスピロヘータ（spirochetes）もある。スピロヘータとは細長いらせん状を示して運動する一群の細菌を示す。細菌の大きさは，約0.2〜3μmであるため，その形は光学顕微鏡で容易に区別することができるが，形をより明瞭に観察するために2種類の色素によって染め分ける「グラム染色」がある。以下にその手順を紹介する。

　スライドグラスの上に細菌を火炎固定し，最初にゲンチアナバイオレットとヨード（青紫色）で染色する。アルコールで脱色すると脱色される菌と脱色されない菌に分かれる。脱色されない菌はゲンチアナバイオレットの色が保持されるので青色に見えるが，脱色される菌はさらにサフラニン（赤色）で対比染色を行う。ここで，青紫色に染色される菌を「**グラム陽性菌**」と呼び，赤色に染色される菌を「**グラム陰性菌**」と呼ぶ。多少の例外はあるが，一般的に球菌は陽性であり，桿菌は陰性である。**File04**をみるとグラム陽性菌とグラム陰性菌は異なる進化を経ているのがわかる。このことから，グラム染色性は細菌の生物進化を反映していると考えられる。この染色性の差異は，細胞壁の化学組成に起因している。細菌の顕微鏡観察は，1,000倍で行う。つまり，100倍の対物レンズと10倍の接眼レンズである。解像度を上げるために対物レンズとスライド標本の間には専用の油を満たしておく。これを油浸法と呼ぶ。なお，染色名のグラムは，本法を考案したグラム氏（Hans Christian Joachim Gram）に由来する。グラム染色は，臨床の現場では重要な意義をもつ。患者から細菌が分離された場合は迅速にグラム染色が行われ，その結果は抗菌薬の選択のための情報として役立てられる。

File 07 グラム染色と形態分類

グラム染色の手順と分類

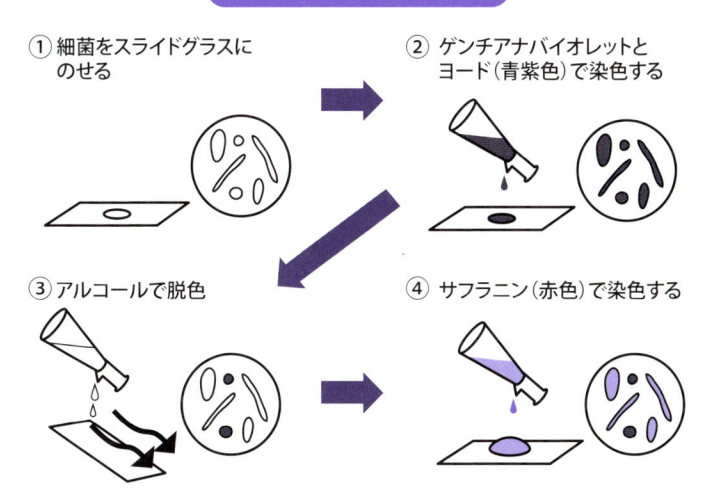

① 細菌をスライドグラスにのせる
② ゲンチアナバイオレットとヨード(青紫色)で染色する
③ アルコールで脱色
④ サフラニン(赤色)で染色する

グラム染色後の顕微鏡検査で染色性と判断するとともに,細菌細胞の形を判定して球菌と桿菌に大別し,都合4つに分類することができる

グラム染色と形態による分類

		形 状	
		球菌	桿菌
グラム	陽性菌	(1) グラム陽性球菌 ブドウ球菌やレンサ球菌など	(2) グラム陽性桿菌 ジフテリア菌やクロストリジウムなど
	陰性菌	(3) グラム陰性球菌 淋菌や髄膜炎菌など	(4) グラム陰性桿菌 大腸菌,赤痢菌,緑膿菌,コレラ菌など

Chapter 2-5 細菌は栄養を獲得しながら分裂増殖する

細菌は分裂して増殖する

　細菌は，細胞分裂をしながら増殖する。つまりDNAや細胞構成成分が2つにコピーされる。細菌が栄養を獲得すると**File08**のような**増殖曲線**を描く。

誘導期（準備期）：細菌が新しい環境に慣れ，増殖を始めるまでの準備期間である。

対数増殖期：誘導期が過ぎると細菌は分裂を始め，指数的にその数は増加する。つまり，1個の細菌が10回分裂すると，$2^{10}=1,024$個に，30回分裂すると$2^{30}=$約10^9個（10億個）となる。分裂に必要な時間は菌種によって異なるが，大腸菌は約20分である。たとえばこのスピードで大腸菌が増殖したとすると6時間後には，262,144個の細胞数となる。1細胞の細菌は目では見えないが，数10万の数の集団になると肉眼でも観察できるようになる。となると大腸菌は培養を開始して6時間もすると目で見えるほどの集団になるのである。

定常期（静止期）：菌は爆発的に増加したが，栄養を食べ尽くしてしまい，またそれにともない老廃物も蓄積されてしまう。したがって増殖は対数期に比べればきわめて緩やかになり，同時に死滅する細胞も増えてくる。

死滅期（減衰期）：定常期から一定の時間が経つと，死滅する細胞数が増殖する細胞数を上回る。これが細菌の一生である。

増殖を左右する因子は，栄養源，酸素，pHと温度

栄養源：炭素源（グルコースなど），窒素源（アミノ酸など），無機質（Mg^{2+}など），微量元素（CaやZnなど），発育因子としてビタミンなどが必要な場合もある。

酸素（O_2）：酸素を必要とする「**好気性菌**」，酸素があってもなくてもよい「**通性嫌気性菌**」，酸素があると増殖しない「**偏性嫌気性菌**」がある。

pH：多くの細菌はpH 6〜8の中性付近を好むが，乳酸菌のように酸性を好んだり，コレラ菌のようにアルカリ性を好む菌もある。

温度：10〜20℃を好む「**低温細菌**」，30〜40℃を好む「**中温細菌**」，50〜60℃を好む「**高温細菌**」がある。病原細菌の大部分は中温細菌である。

File 08 細菌の増殖曲線

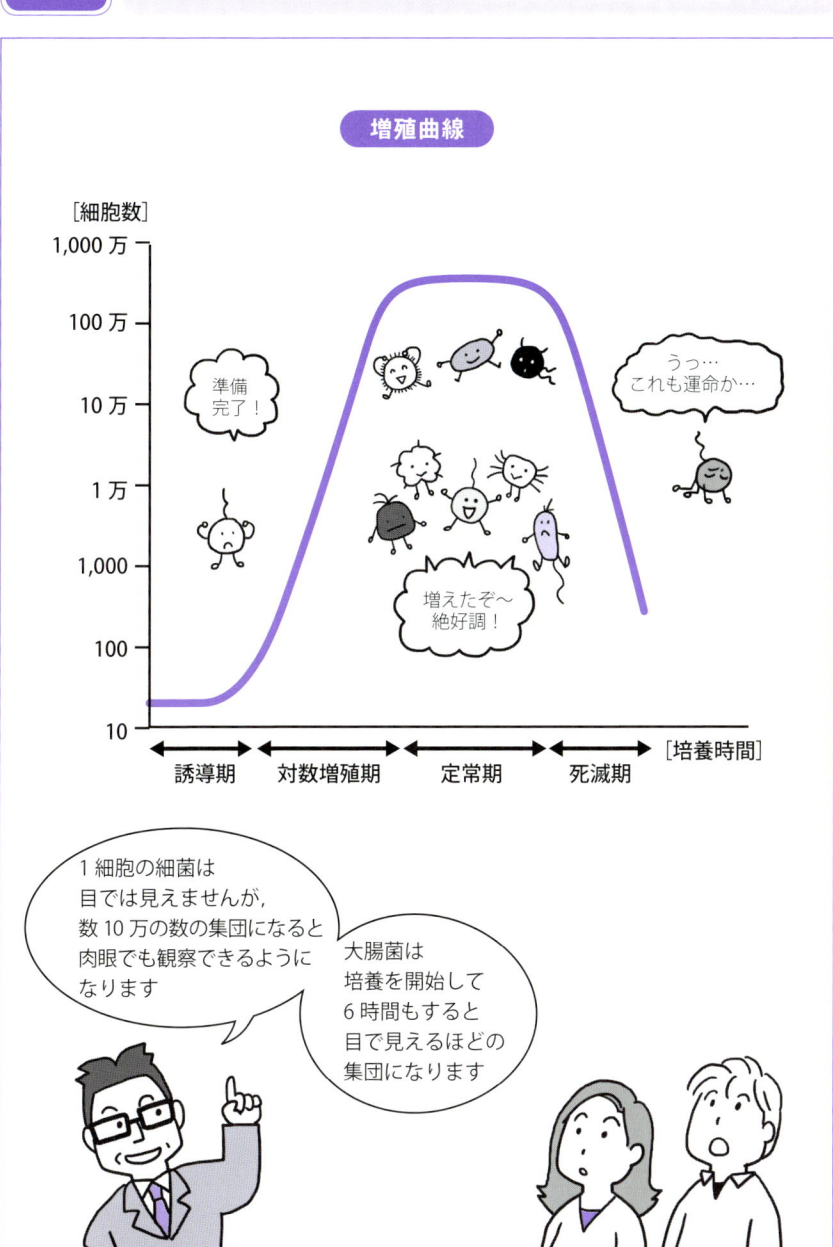

増殖曲線

[細胞数]
- 1,000万
- 100万
- 10万
- 1万
- 1,000
- 100
- 10

準備完了！

増えたぞ〜 絶好調！

うっ… これも運命か…

誘導期 → 対数増殖期 → 定常期 → 死滅期 [培養時間]

1細胞の細菌は目では見えませんが, 数10万の数の集団になると肉眼でも観察できるようになります

大腸菌は培養を開始して6時間もすると目で見えるほどの集団になります

Chapter 2-6 名前をつけるにはルールがある

命名は分類学のルールにしたがう

　われわれヒトの名前は自由に命名できるが，一定のルールを遵守しなければならない．たとえば，使ってはいけない漢字がある．結婚すれば苗字が変わる場合もあるが，名前は変えられない．細菌名の命名も同様で，菌名は，「**国際細菌命名規約**」にしたがって命名する．細菌種名は属名と種形容語の2語の組み合わせである．人名にたとえるなら，前者は苗字であり，後者は名前に相当する．分類階級もある．上階級から，ドメイン＞門＞綱＞目＞科＞属＞種の順である．これを黄色ブドウ球菌と大腸菌にあてはめたのが下表である．この階級は地理的位置にあてはめると理解しやすい．ドメインをアジアとするなら，日本（門）＞本州（綱）＞関東（目）＞東京都（科）＞中央区（属）＞銀座（種）だろうか．

表　細菌名の分類階級

	黄色ブドウ球菌	大腸菌
ドメイン	*Bacteria*	*Bacteria*
門	*Firmicutes*	*Proteobacteria*
綱	*Bacilli*	*Gammaproteobacteria*
目	*Bacillales*	*Enterobacteriales*
科	*Staphylococcaceae*	*Enterobacteriaceae*
属	*Staphylococcus*	*Escherichia*
種	*aureus*	*coli*

名前をつける作業が同定である

　この名前をつける作業を「**同定**」という．細菌では，その16S rRNAという遺伝子のDNA塩基配列を解析して，既知の菌種のその配列と比較することで同定を行う．患者由来の菌株の同定作業には迅速さが必要であるため，さまざまな同定キットが発売されている．

File 09 細菌の命名

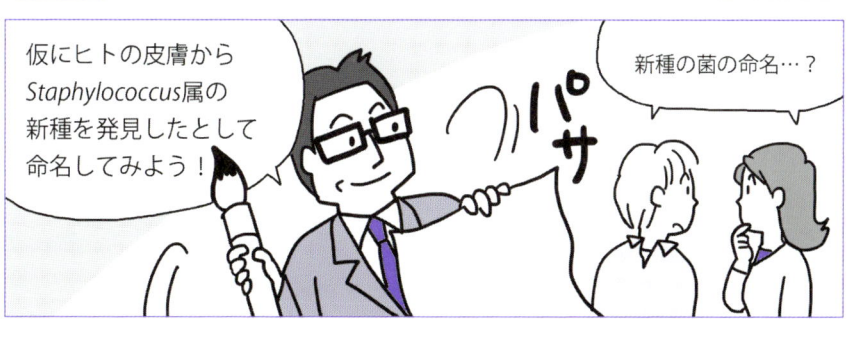

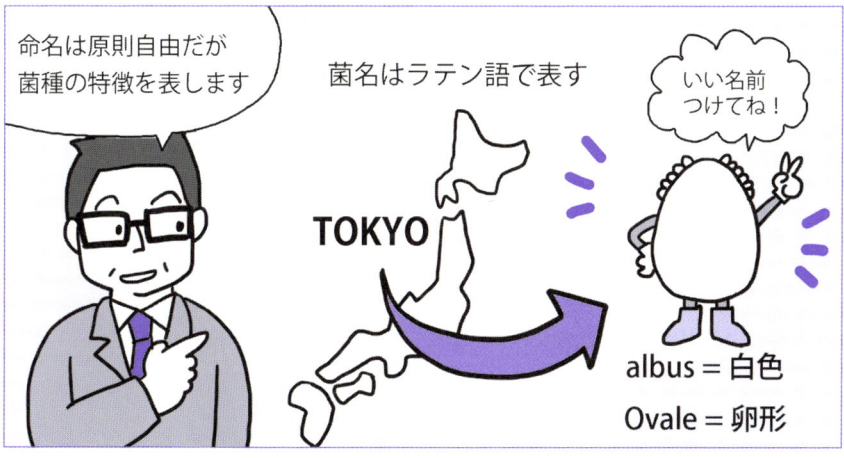

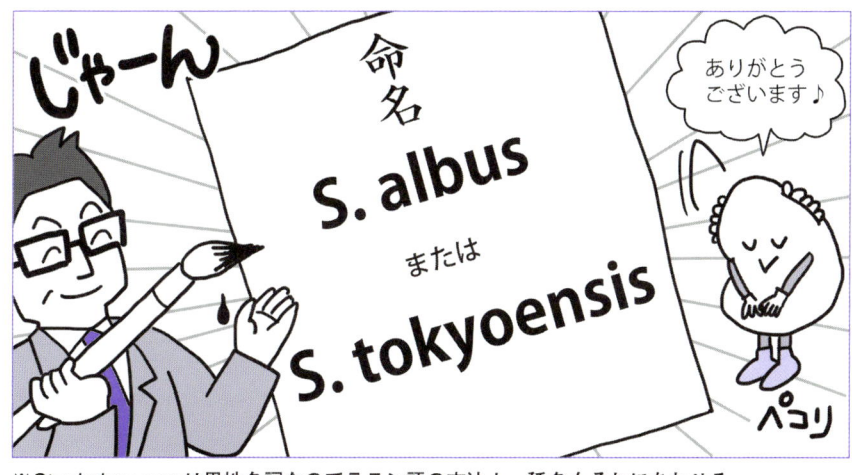

※*Staphylococcus*は男性名詞なのでラテン語の文法上，種名もそれにあわせる

Chapter 2-7 われわれのからだは多くの微生物で覆われている

常在菌はヒトの健康に寄与している

　われわれの体内には1～2 kgもの微生物が棲み着いている，というと多くの人は驚くだろう。その数はヒトの細胞数よりはるかに多い。胎内にいるときは，無菌だが生まれると無数の微生物が定着する。このような微生物を**常在微生物**と呼びその一群を**常在微生物叢**と呼ぶ。常在菌の分布をからだの上からみると，皮膚，眼粘膜，鼻，耳，口腔，咽頭，大腸，泌尿器，生殖器など，ありとあらゆる部位に何らかの微生物が定着している。大部分は細菌で真菌は細菌に比べると種類も数も少ない。また，部位によって微生物の種類は大きく異なる。たとえば，同じ皮膚でも手には表皮ブドウ球菌が多いが，足の裏にはコリネバクテリウムが多い。場所によっては，1 cm^{2}あたり10^{6}個の細菌が存在する。腸管は最も多種多様な微生物叢が形成されている部位で，その種は嫌気性菌を中心に1,000以上，数も100兆個を超える。腟粘膜は乳酸菌が優位である。

　これだけ多くの微生物が存在するということは何かの意味があるに違いない。微生物とヒトは共生関係にあるが，むしろお互いが利益を得ている「相利共生」の関係にある（一方だけに利益があることを片利共生と呼ぶ）。もし，われわれの眼が顕微鏡なら，皮膚には隙間がなく何層にも重なった微生物を観察することができるだろう。つまり，皮膚の上で微生物が**バイオフィルム**※状態となっているのである。これにより外来病原体の侵入を物理的に阻止したり，紫外線の刺激から守ってくれている。腸内細菌はビタミンB群，葉酸やビタミンKを産生し宿主はそれを利用している。また，繊維質の分解を手助けしてくれている。腟粘膜の乳酸菌は乳酸を産生することにより，腟内のpHを酸性に保持して外来の病原体の侵入を防いでくれる。

　このように常在菌はわれわれの健康増進に大きく寄与してくれている。逆の言い方をすれば，常在菌が入れ替わったり，数が変化すると病気になることがある。典型的な例は，抗菌薬の長期投与である。これにより腸内細菌叢のバランスが壊れて感染症を引き起こす（p.164）。あるいは，免疫力が低下すると通常無害な常在菌が感染症を起こすこともある。

※**バイオフィルム**：微生物が細胞外に分泌する多糖などにより形成される構造体。

File 10 体内の常在細菌

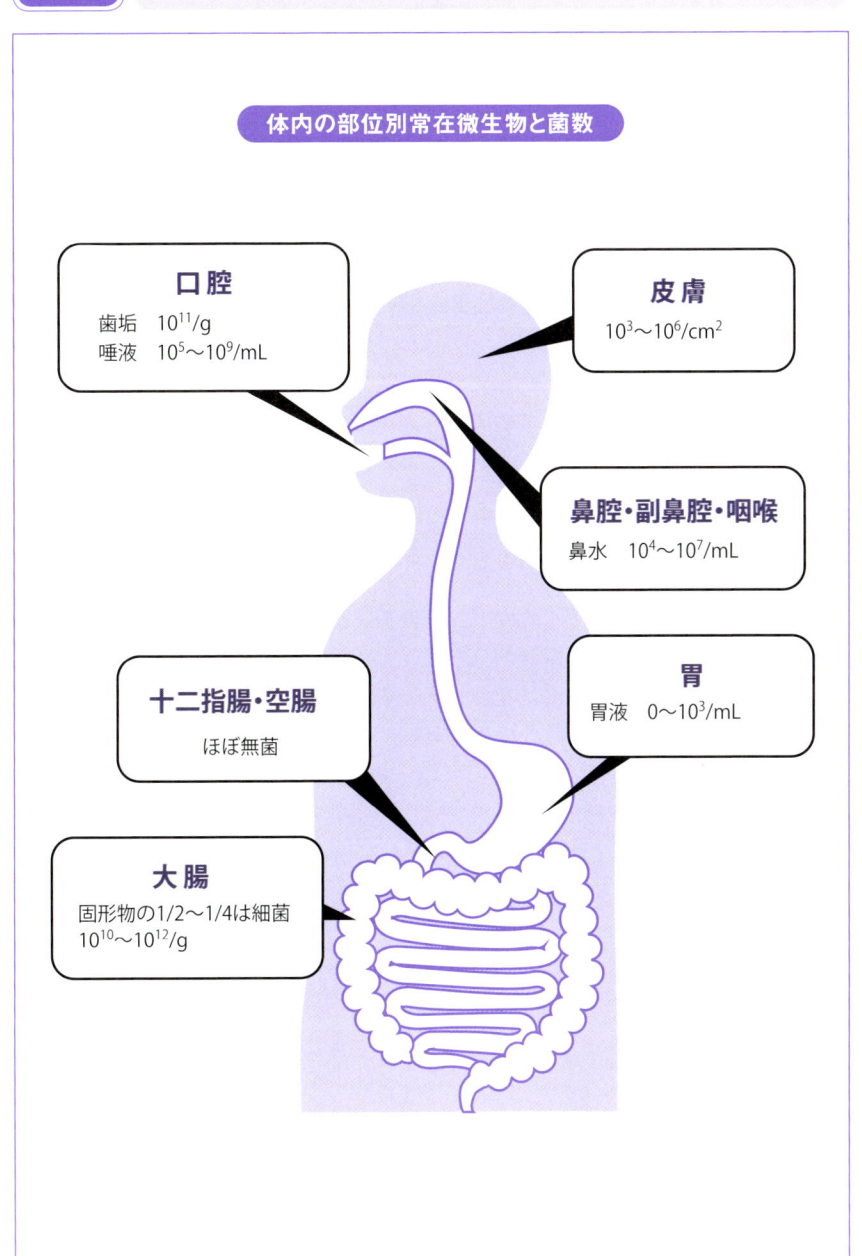

体内の部位別常在微生物と菌数

口腔
歯垢　10^{11}/g
唾液　10^5〜10^9/mL

皮膚
10^3〜10^6/cm^2

鼻腔・副鼻腔・咽喉
鼻水　10^4〜10^7/mL

十二指腸・空腸
ほぼ無菌

胃
胃液　0〜10^3/mL

大腸
固形物の1/2〜1/4は細菌
10^{10}〜10^{12}/g

Column

微生物の世界にも社会がある

　残念ながら微生物には口がないので言葉による会話はできないが，言葉以外のコミュニケーションツールをもっている。細菌は自分の近くに仲間がきたら，同じ仲間であることを知らせる低分子化合物を産生し，仲間は受容体を介してその化合物を感知する。この結果，仲間たちは集団行動をとるようになるのである。この化合物をオートインデューサー(autoinducer，AI)と呼ぶ。つまり，AIは，細菌に集団行動をとらせるための物質なのである。集団行動をとる，すなわち細菌の細胞密度を感知することを，クオラムセンシング(quorum sensing，菌体密度感知機構)という。quorumを辞書で調べると"議決の定足数"とある。つまり，細菌の数が一定の数を超えたときにAIが産生されるという意味である。

　クオラムセンシングと病原性は密接な関係にある。緑膿菌は日和見病原体であるため，通常健常人には感染を引き起こさない。ところが宿主の免疫能が低下した場合，菌の数も上昇する。このとき，菌は細胞密度を感知してAIを産生し菌同士が集団行動をとるようになる。同時にさまざまな病原因子も産生するのである。逆に，病原性を発揮するときにクオラムセンシングが必要ならば，これを阻害する物質を投与すれば，感染症の予防や治療に利用できると考えられる。これは，病原体を殺滅するのではなく，病原体の社会秩序を整えるという新しい発想である。

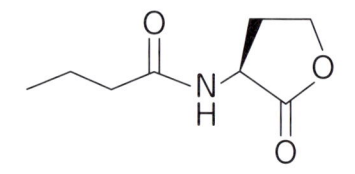

代表的なオートインデューサーである
ホモセリンラクトン

第 3 章

細菌の遺伝学

細菌の DNA と変異するしくみ

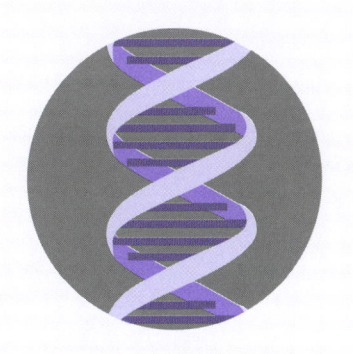

Chapter 3-1 細菌に感染するウイルス

細菌にも感染するウイルスとは？

　ウイルスが感染するのはヒトや動物だけではなく，細菌にも感染するウイルスがある。「細菌を食べる」という意味で，**バクテリオファージ**（bacteriophage：ギリシャ語で「食べる」という意味）と呼ぶ。ファージはヒトに感染するウイルスとは異なりヒトに病原性を示さない。

　ファージは核酸とタンパク質から構成される粒子である。遺伝子は小さいものではたったの4個，複雑なファージでも数百個である。大腸菌に感染するT2ファージの模式図を**File11**に示す。頭部と尾部からなり，核酸は頭部に収まっている。尾部は菌に吸着するための器官である。吸着後，この尾部から核酸が細菌細胞に注入され，核酸の転写・翻訳が始まる。細胞内で増殖したファージは細胞壁を破壊（溶菌）し放出される。

　つまり，ファージは細菌への感染→細菌細胞内での増殖→溶菌→子孫ファージの放出を繰り返すことになる。このようなファージを「**ビルレントファージ**」と呼ぶ。ファージと細菌をまぜて寒天培地で培養するとファージが感染したあとに溶菌斑が観察される。これをプラークと呼ぶ。1個のファージから1個のプラークができるので，プラークの数を数えることでファージの数を定量することができる。ところで，ファージが細菌に感染してもファージの増殖が必ずしも観察されず，ファージゲノムが細菌の染色体に組込まれて，菌と行動をともにする場合がある。このようなファージを「**テンペレートファージ**」と呼び，ファージが組込まれた細菌を「**溶原菌**」と呼ぶ。溶原菌が紫外線などの刺激を受けると，おとなしくしていたファージが自ら複製を開始し，ファージ粒子が形成される。このとき，細菌の染色体DNAと結合したままファージDNAが複製されてしまう。つまり，細菌DNAを取り込んだファージが完成するのである。このファージが別の細菌へ感染すると最初に感染した細菌の遺伝子情報も運ばれる。この別の細菌は自らの遺伝形質を変えることになるので，この現象を「**形質導入**」という。

File 11 ビルレントファージとは

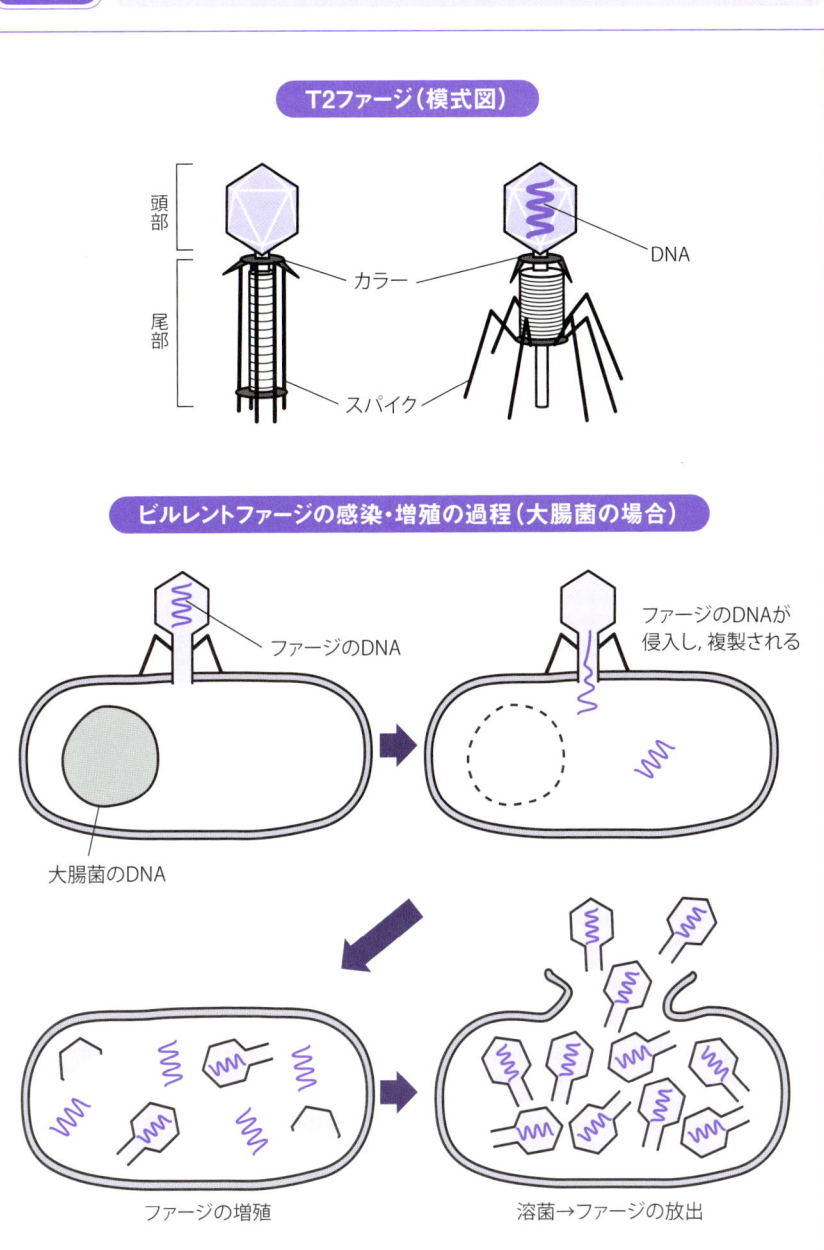

T2ファージ（模式図）

- 頭部
- 尾部
- カラー
- DNA
- スパイク

ビルレントファージの感染・増殖の過程（大腸菌の場合）

- ファージのDNA
- 大腸菌のDNA
- ファージのDNAが侵入し，複製される
- ファージの増殖
- 溶菌→ファージの放出

29

Chapter 3-2 細菌は突然変異を起こす

細菌が突然変異を起こすいくつかの現象

　細菌は自然な状態でも突然変異を起こす．また，放射線や紫外線あるいはある種の化学物質で突然変異が誘発される．前者を「**自然突然変異**」，後者を「**誘起突然変異**」と呼ぶ．変異が起こることによって病原性が高くなってしまう場合もある．変異は遺伝子の変化をともなう．これにはDNAを構成している塩基の「**置換**」，「**欠失**」あるいは「**挿入**」をともなう．「置換」は別の塩基に置き換わることであるから，その結果として遺伝子産物であるアミノ酸も変化してしまう場合がある．

　🧑 細菌の遺伝子の変化についてもう少し詳しく説明してください．
　👨 わかった．File12（右頁）で説明しよう．

　実際にこの変異が病原細菌にどのような現象を引き起こすのであろうか．
1) **形が変わる**：肺炎球菌の莢膜が消失してしまうことがある．
2) **集落が変わる**：一般的にグラム陰性菌の集落の表面は光沢があり平滑である．これをスムース型という意味でS型と呼ぶ．これが変異により集落の周辺が粗くなるときがある．これをラフ型という意味でR型と呼ぶ．S型→R型の変化は細菌の表面構造の変化に基づいている．プロテウス属は鞭毛があるので，これを使って運動するため寒天培地上では広がって増殖する．変異により鞭毛を失うと動けなくなるため，孤立した集落をつくる．
3) **抗原構造が変わる**：これは集落の変化にも関連する．H抗原の性状は鞭毛に，O抗原の性状は菌体表面の多糖体構造によって決まる．H抗原を失うとO抗原だけになる．莢膜抗原はK抗原ともいう．これが消失すると病原性が低下する．

　人為的に変異を起こした例が，結核の予防に使うBCGワクチンである．これはウシ型の結核菌をなんと13年間にわたり230代継代して作製した弱毒株である．継代を繰り返しながら，病原性を弱めるが抗原性だけは保持している．そのため，ヒトに安全にワクチン接種ができるのである．

File 12 細菌が変異するしくみ

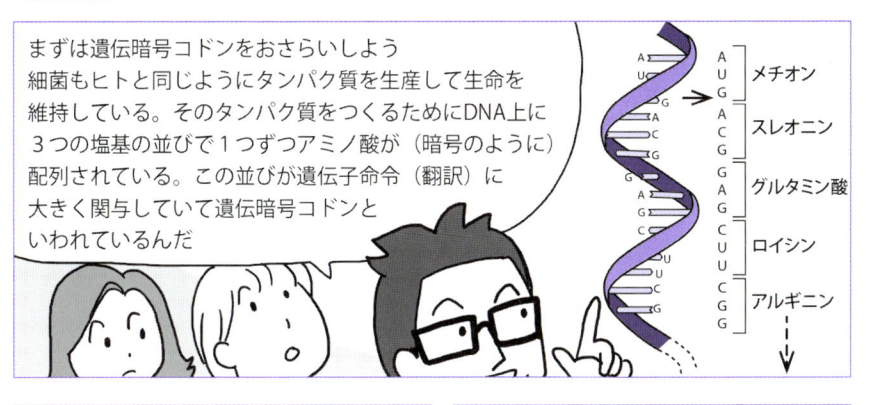

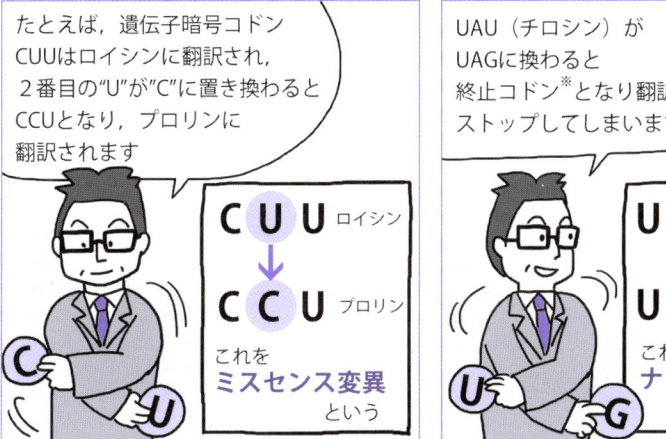

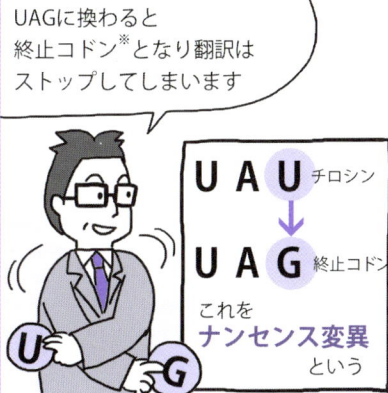

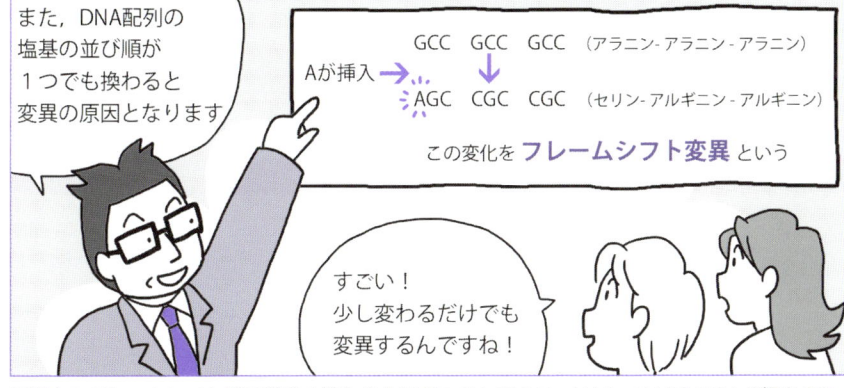

まずは遺伝暗号コドンをおさらいしよう
細菌もヒトと同じようにタンパク質を生産して生命を維持している。そのタンパク質をつくるためにDNA上に3つの塩基の並びで1つずつアミノ酸が（暗号のように）配列されている。この並びが遺伝子命令（翻訳）に大きく関与していて遺伝暗号コドンといわれているんだ

- AUG → メチオニン
- ACG → スレオニン
- GAG → グルタミン酸
- CUU → ロイシン
- CGG → アルギニン

たとえば，遺伝子暗号コドンCUUはロイシンに翻訳され，2番目の"U"が"C"に置き換わるとCCUとなり，プロリンに翻訳されます

CUU ロイシン
↓
CCU プロリン

これを **ミスセンス変異** という

UAU（チロシン）がUAGに換わると終止コドン※となり翻訳はストップしてしまいます

UAU チロシン
↓
UAG 終止コドン

これを **ナンセンス変異** という

また，DNA配列の塩基の並び順が1つでも換わると変異の原因となります

```
      GCC  GCC  GCC  （アラニン-アラニン-アラニン）
Aが挿入→ ↓
      AGC  CGC  CGC  （セリン-アルギニン-アルギニン）
```

この変化を **フレームシフト変異** という

すごい！
少し変わるだけでも変異するんですね！

※**終止コドン**：タンパク質の翻訳の終わりを示すコドンであり，UAA，UAGとUGAが相当する。これに対して始まりを示すコドンを開始コドンと呼ぶ。

Chapter 3-3 染色体以外の小さい遺伝子 プラスミド

プラスミドは自律的複製ができる DNA

　細菌は染色体DNA以外にも小さなDNAをもっている。これを**プラスミド**と呼び，その大きさは数kbp～数100 kbpで大部分は染色体DNAと同様に環状二本鎖DNAである。複製に関する遺伝子をもっているため，自律的に遺伝子を複製することができる。プラスミドは，接合によって他の細菌に移ることができるもの（伝達性）とできないもの（非伝達性）がある。伝達性プラスミドをもつ細菌は，性線毛をもち，この線毛を介して伝達が起こる。伝達能力をもたない非伝達性プラスミドもファージを用いた形質導入や形質転換で，他の細菌に遺伝子を移すこともできる。2種以上のプラスミドを同一細菌細胞内に入れた場合，あるプラスミドはその細菌細胞内では共存できずに排除されることがある。これを「**不和合性**」と呼ぶ。

　プラスミドの中で，抗菌薬を耐性化する遺伝子が含まれるものを**Rプラスミド**と呼ぶ。複数の耐性遺伝子が含まれている場合は，同時に複数の抗菌薬に耐性化してしまうので医療現場では非常に深刻である。テトラサイクリン，サルファ剤，βラクタム系薬剤，アミノグリコシド系薬剤やクロラムフェニコールなど，幅広い薬剤に及んでいる。たとえば，テトラサイクリンを基質とする薬剤排出ポンプがある。このポンプを産生する遺伝子がプラスミドに含まれている場合，テトラサイクリンを投与してもこのポンプにより細菌の細胞外に排出されてしまう。すなわちテトラサイクリンに無効となる。プラスミドは他の細菌に伝達されるので，本来抗菌薬に効く細菌もRプラスミドをもらうと，抗菌薬に耐性化してしまう。

遺伝子工学に利用されるプラスミド

　プラスミドが伝達されることを利用して遺伝子の機能を解析することができる。たとえば，ある遺伝子をプラスミドに人工的に組み込む。これを細菌へと取り込ませてそこで遺伝子を発現させることにより，その遺伝子の機能を解析することができる。遺伝子工学分野ではごく一般的な実験ツールである。

注）タンパク質の大きさは分子量（ダルトン）で表すが，DNAは塩基数（bp）で表すことが多い。500塩基対なら500 bpである。

File 13 プラスミドの自律的複製

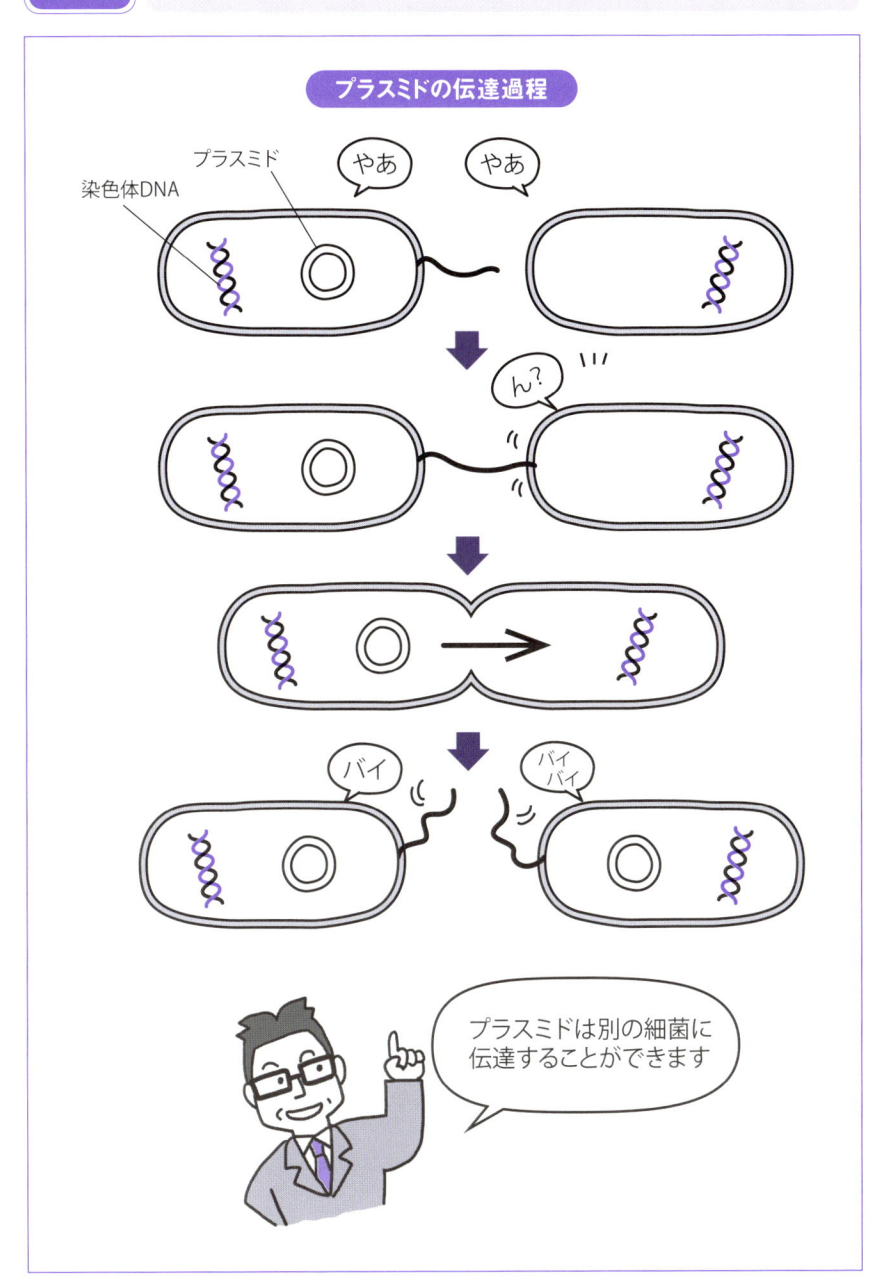

Column

微生物のゲノムの大きさ

　ゲノム(genome)は，gene(遺伝子) + ome(集合体)であるから，細胞中に存在するすべての遺伝子を意味する。それを定量的に示す表現が塩基対数(bp)である。たとえば，ヒトのゲノムサイズは3,251 Mbp〔Mはメガ(mega)で10^6を示す〕のように表現する。現在では，ゲノム解析装置の革新的な進歩により，比較的簡便にゲノム情報を解析できるようになってきた。実際に，病原性を示す，あるいは産業的に有用な大部分の微生物のゲノムがすでに解読されている。本書に記載されている主な微生物のゲノムサイズを表にまとめた。

　環境中に存在するようなブドウ球菌や緑膿菌などは，3～8 Mbp位の比較的大きなゲノムサイズを示すのに対して，トレポネーマ，クラミジアやマイコプラズマは約1 Mbp以下である。ゲノムサイズが小さい細菌は、エネルギー代謝系の遺伝子を失っているため、そのエネルギー供給は宿主に依存しているためである。真菌は細菌より高等なためゲノムサイズも細菌により数倍以上大きい。ゲノムを比較すると面白いことがわかる。細菌と真菌に共通な遺伝子も存在するが，真菌にしか存在しない，あるいは特定の菌種にしか存在しない遺伝子も存在する。微生物の進化を考えるうえで，興味深い。

表　主な微生物のゲノムサイズ

菌種	ゲノムサイズ(Mbp)
緑膿菌(*Pseudomonas aeruginosa*)	7.59
結核菌(*Mycobacterium tuberculosis*)	6.04
黄色ブドウ球菌(*Staphylococcus aureus*)	3.17
梅毒トレポネーマ(*Treponema pallidum*)	1.14
クラミジア(*Chlamydia trachomatis*)	1.08
マイコプラズマ(*Mycoplasma genitalium*)	0.58
クリプトコックス(*Cryptococcus neoformans*)	19.7
白癬菌(*Trichophyton rubrum*)	23.17
アスペルギルス(*Aspergillus fumigatus*)	29.39

〔米国国立生物工学情報センター(NCBI)ホームページ(http://www.ncbi.nlm.nih.gov/genome)より引用〕

第4章

感染論
病原微生物はどのように感染するか

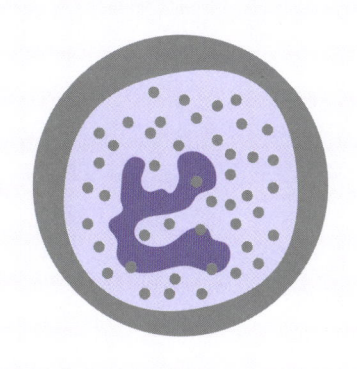

Chapter 4-1 感染症とは

> **感染症の基本用語**

　感染の成立は病原体がからだに侵入し，からだの中で増殖することから始まる。ここでは，感染症を理解するための基本用語を理解してほしい。

1) **感染と感染症**：病原体が，われわれのからだに侵入してからだの中で増殖できる状態になったとき（つまり免疫防御機構から逃れたとき）を，感染が成立したという。感染後，ヒトに有害な作用が現れたとき，これを**感染症**と呼ぶ。

2) **病原因子**：微生物が病原性を発揮するための因子をいう。たとえば，攻めの因子としては毒素産生が代表的である。守りの因子としては，ヒトの免疫防御機構から逃れる能力である。結核菌は食細胞に貪食されても，これに抵抗する酵素を産生して自らの身を守る。

3) **感染防御機構**：われわれは，病原体からの攻撃から逃れるための防御機構をもっている。胃が強酸性環境であることも口からの病原体の侵入を防ぐ1つの防御機構である。免疫学的な機構として**自然免疫**と**適応免疫**により病原体を狙い撃ちしながら防御する方法がある〔**File17**〕。

4) **顕性感染と不顕性感染**：感染後症状が現れることを**顕性感染**と呼び，からだの中で病原微生物が存在しているにもかかわらず症状が現れないことを**不顕性感染**と呼ぶ。

5) **日和見感染と易感染性宿主**：健常人には，無害な微生物であっても免疫が低下している人（臓器移植患者，AIDS患者など）には感染症を引き起こすことがある。このような感染症を**日和見感染症**と呼び，感染に対して防御能が低下している人を**易感染性宿主**と呼ぶ。たとえば，皮膚，腸管や腟・口腔粘膜にカンジダは常在しているが，易感染性宿主状態になるとカンジダ感染症を引き起こされることがある。

6) **急性感染症と慢性感染症**：病原体が侵入し発症しても，症状が一過性である場合（通常は週単位）を**急性感染症**と呼ぶ。これに対して月単位で感染が続く場合を**慢性感染症**と呼ぶ。ウイルス感染ではウイルスのゲノムがからだの中で共存状態になる場合がある。これを**潜伏感染**と呼ぶ。

File 14 顕性感染と不顕性感染

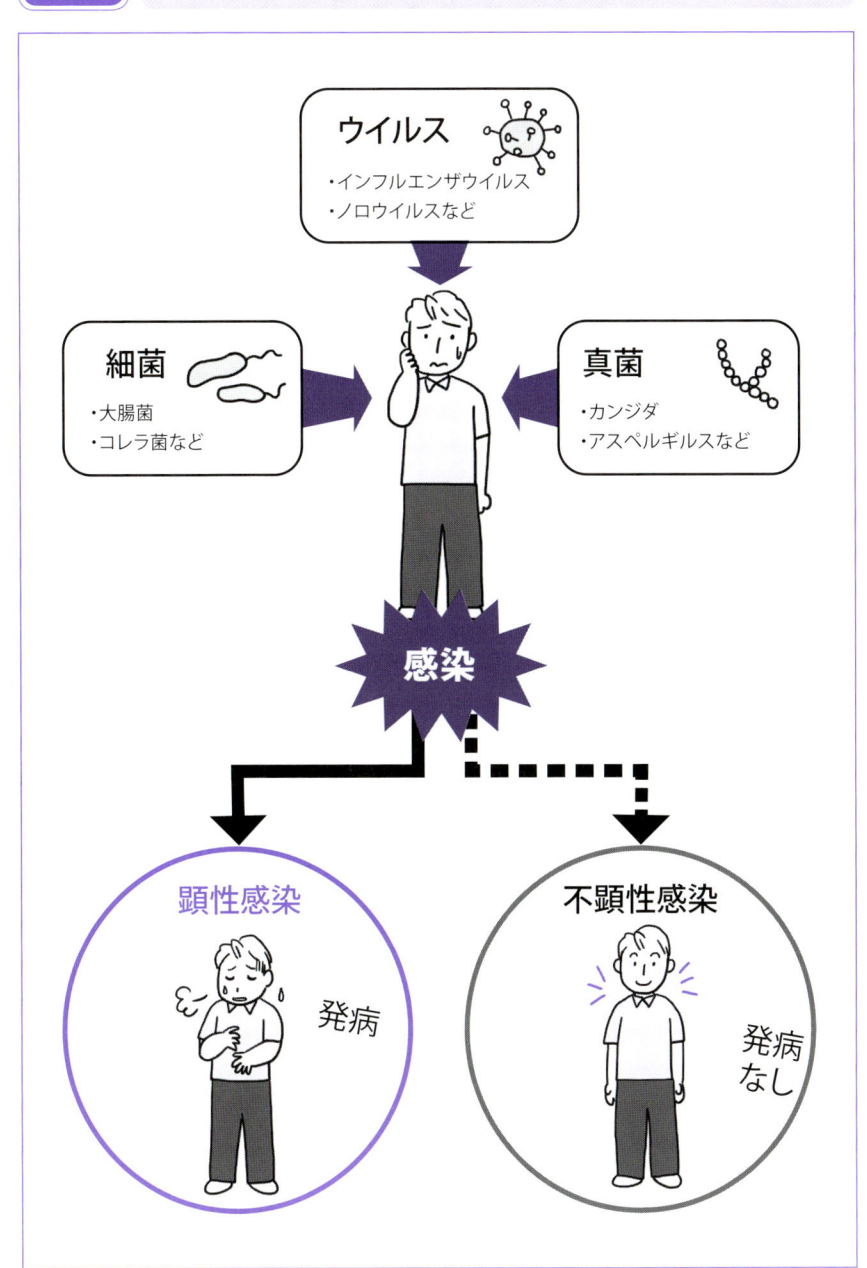

ウイルス
・インフルエンザウイルス
・ノロウイルスなど

細菌
・大腸菌
・コレラ菌など

真菌
・カンジダ
・アスペルギルスなど

感染

顕性感染　発病

不顕性感染　発病なし

病原体により さまざまな感染経路がある

Chapter 4-2

感染経路を知れば予防につながる

　感染の成立の第一歩は，病原体の生体への侵入である．病原体による感染経路はさまざまである．空中を浮遊する病原体はマスクをすることで防御できるかもしれないが，蚊が病原体を媒介する場合，マスクでは予防できない．つまり病原体の感染経路を理解することは感染の予防につながるのである．

1) **経気道感染**：空気中には環境由来の微生物が浮遊している．特に問題となるのは真菌（カビ）アスペルギルスの胞子である．これを吸い込むと胞子は肺に到達しそこで増殖を始め，肺アスペルギルス症を発症する．咳やくしゃみによって感染することを**飛沫感染**と呼ぶ（飛沫とは水が飛び散るという意味）．インフルエンザウイルスや結核菌が代表である．空中の胞子を吸入したり飛沫によっても，病原体は呼吸器に入るのでこれらをまとめて**経気道感染**と呼ぶ．

2) **経口感染**：食物や水に病原体が含まれている場合，病原体は口から消化管へと入る．これを**経口感染**と呼ぶ．腸炎ビブリオに汚染された魚介類を生で食べたときに発症する細菌性食中毒やコレラ菌が含まれている生水を飲むことにより発症する水系感染症が含まれる．予防は加熱処理である．糞便で汚染された水や食物を接種する場合を**糞口感染症**と呼ぶこともある．

3) **血液感染**：輸血や注射針が原因となる感染を**血液感染**と呼ぶ．現在は日本ではこれらが原因で感染することは基本的にないが，検査技術が確立していなかった頃に輸血により感染した例がある（C型肝炎やHIV感染など）．

4) **母子感染**：感染している母体から児に病原体がうつる感染である．母から子への感染なので，特に**垂直感染**と呼ぶ．これに対して母子間以外のヒトからヒトへの感染を**水平感染**と呼ぶ．風疹ウイルスは胎児が胎盤を通る血液を介して感染する（経胎盤感染）．出産時に産道に存在する病原体が児にうつることもある（産道感染）．B型肝炎ウイルスやHIVがある．

5) **ベクター感染**：動物や昆虫が病原体のベクター（媒介者）となってヒトに感染を引き起こす場合を**ベクター感染**と呼ぶ．日本脳炎やマラリアは蚊が，リケッチアはダニがベクターとなる．感染予防はベクターの駆除である．

File 15 病原体の感染経路

1) 経気道感染
インフルエンザウイルス，結核菌など

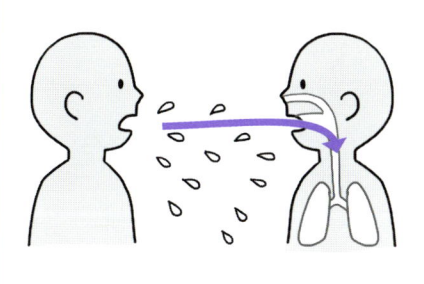

2) 経口感染
腸炎ビブリオ，コレラ菌など

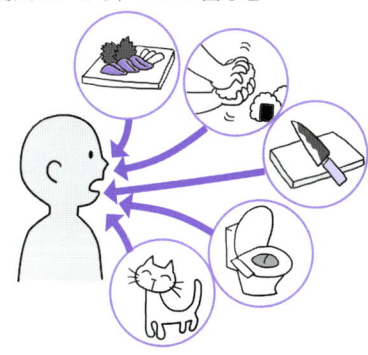

3) 血液感染
C型肝炎ウイルス，HIVなど

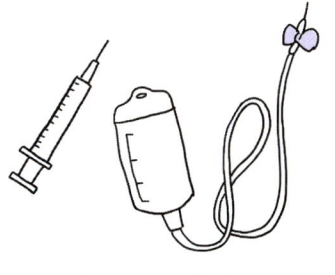

4) 母子感染
B型肝炎ウイルス，HIVなど

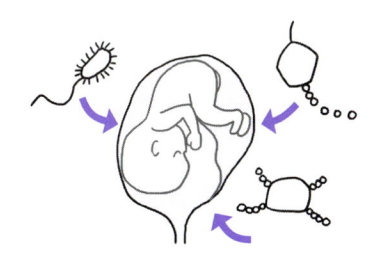

5) ベクター感染
日本脳炎ウイルス，リケッチアなど

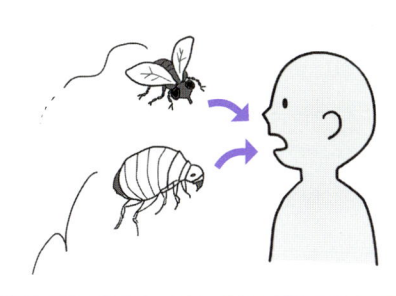

病原体によってこのように感染経路が違うんだ

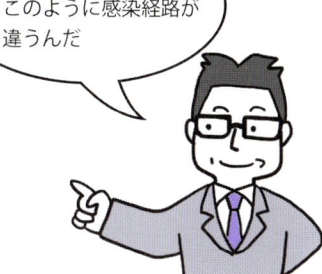

Chapter 4-3 感染症を起こすまでのプロセス

病原体が侵入し発症するまでのプロセス

病原体がわれわれのからだへ侵入を試みても生体には防御機構があるためなかなかこれを突破できないが，この壁を乗り越えたときに発症する。発症までにはいくつものプロセスがあるが，病原体はこの壁を突破する能力がある。以下，右頁の**File16**に沿って説明しよう。

1) **侵入門戸と付着**：侵入する部位を**侵入門戸**と呼ぶ。粘膜は外界と接する主要な部位であるため，常に外来微生物の攻撃から回避する免疫機構が発達している。しかし，病原体は粘膜に侵入後，定着する道具をもっている。大腸菌やコレラ菌のまわりはタンパク質が繊維状となった線毛が存在する(p.14)。線毛にはいろいろな種類があるが，ヒト細胞の付着に関与するものを付着線毛と呼ぶ。特に，腸管や尿路への付着に重要な役割をもつ。線毛の先端にはアドヘジン（付着素）があり，これがヒト細胞のレセプター（受容体）に結合することにより付着が強固になる。また，カテーテルの先端に微生物が定着し，抗菌薬が効かなくなることがある。これはカテーテルを土台にして微生物が細胞外に多糖を分泌しながら立体的な集合体を形成するため，抗菌薬が多糖に阻まれてしまうからである。

2) **定着と増殖**：微生物は生き物なので，増殖するには栄養が必要である。組織そのものでは栄養源とはなり得ないので，それを分解する。これには，菌体自らが加水分解酵素を産生してアミノ酸や脂肪酸へと分解する。

3) **毒素産生と細胞内増殖**：毒素を産生して生体に傷害を与えることもある。また，ヒト細胞内で増殖できる機能をもっている病原体も存在する。一般に，微生物は好中球やマクロファージの食細胞に貪食されると細胞内で殺菌される。ところが結核菌やレジオネラは食細胞の殺菌に抵抗することができる。

4) **発症**：症状が現れる**顕性感染**とからだの中で病原微生物が存在しているにもかかわらず症状が現れない**不顕性感染**の状態が起こる。

5) **発症後の経過**：症状がなくなっても病原体が体内にとどまることもある。これを**キャリア**と呼ぶ。症状がなくても保菌者であるから，その宿主は感染源となりうる。

File 16 感染発症のプロセス

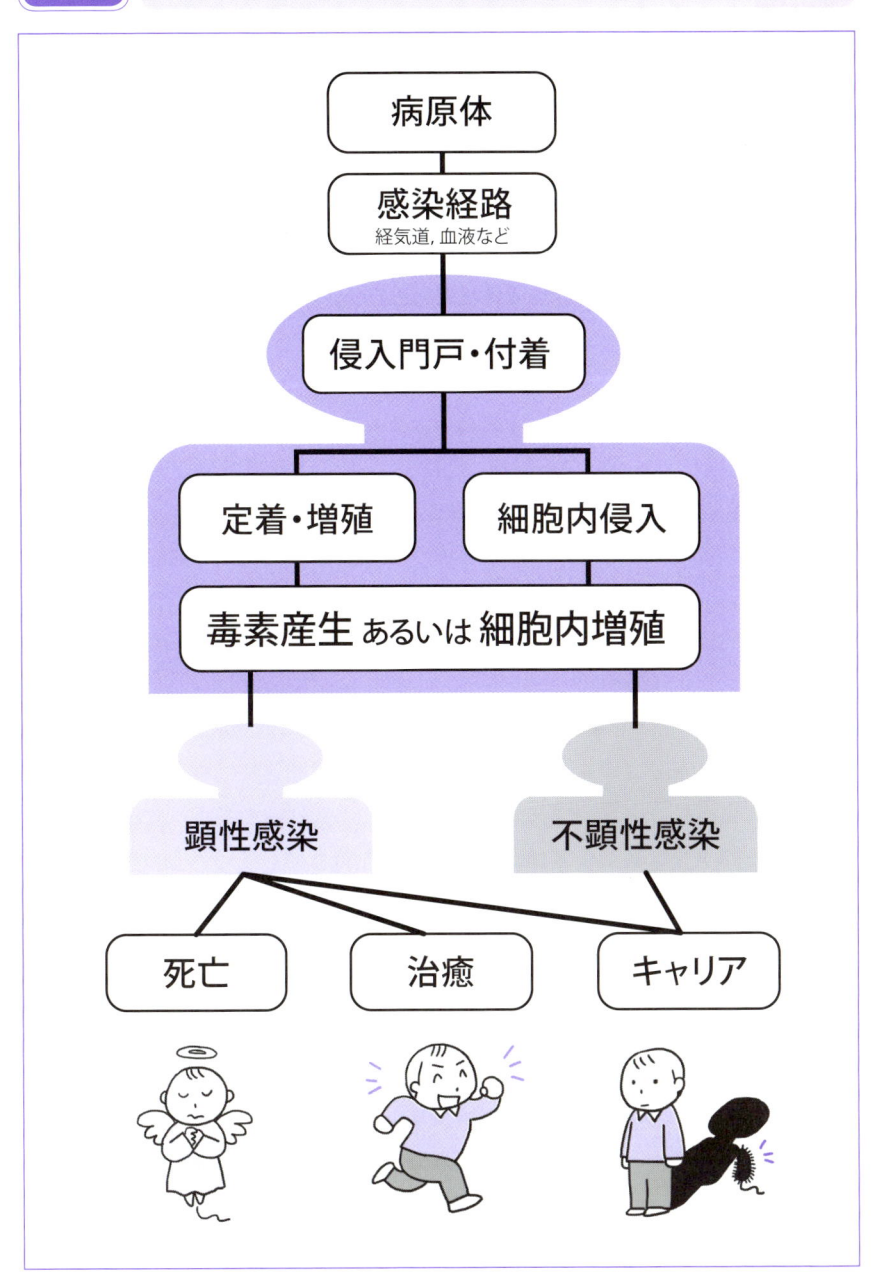

```
病原体
  ↓
感染経路
経気道, 血液など
  ↓
侵入門戸・付着
  ├── 定着・増殖
  └── 細胞内侵入
     ↓
毒素産生 あるいは 細胞内増殖
  ├── 顕性感染
  └── 不顕性感染
```

- 顕性感染 → 死亡／治癒／キャリア
- 不顕性感染 → キャリア

Chapter 4-4 ヒトの免疫防御システム

ヒトは免疫防御システムを用いて病原体の攻撃から身を守る

　われわれは常にさまざまな微生物からの攻撃をうけても健康的な生活がおくれるのは，免疫防御システムのおかげである．免疫とは，自己と非自己を識別し，自己を攻撃する非自己を排除することである．その結果，自己の健康が維持されるのである．本書でいう非自己とはもちろん，病原微生物のことである．われわれの免疫系では，まず**自然免疫**で病原微生物を迎え撃ち，それを突破されたら**適応免疫**で身を守る二段階の機構で成り立っている．その前段には皮膚と粘膜によるバリアー機構がある．以下，3つの免疫機構を順にみていこう．

1) **皮膚と粘膜によるバリアー機構**：皮膚や粘膜には多種多様な微生物が常在している．これらが化学的・物理的に外来微生物の侵入を防いでいる．たとえば腟粘膜は乳酸菌で覆われているが，この菌が産生する乳酸が外来細菌の増殖を抑えている．このバリアーが破綻すると細菌性腟症になることがある．また，皮膚にはいわば天然の抗生物質である抗菌ペプチドが産生されている．

2) **自然免疫**：皮膚・粘膜バリアー機構を突破して生体に病原菌が侵入してくると先天的にもっている自然免疫で戦う．常に戦闘態勢になっている免疫系である．主役は好中球やマクロファージなどの食細胞である．食細胞表面に存在する**パターン認識受容体**を介して，病原体と結合する．これには，Toll様レセプター（TLR）やCタイプレクチン様レセプターなどがある．たとえば，TLR4はグラム陰性菌のリポ多糖を認識する．その後，受容体を介して貪食された病原体は食細胞内の活性酸素によって殺菌される．

3) **適応免疫**：多くの病原体は自然免疫で生体への侵入・定着が排除されるが，病原性の強い微生物はこの防御機構を突破してしまう．次は，B細胞が各々の病原体に対応した抗体（**免疫グロブリン**，Ig）を産生し，これが病原体と結合することにより無力化する．2回目の感染に備えて，すぐに抗体が産生できるように，病原体の情報が記憶される．また，T細胞の中で細胞傷害性T細胞はウイルスが感染した細胞に結合して破壊する．自然免疫が非特異的な機構であるのに対し適応免疫は特定の病原体を狙い撃ちする．

File 17　ヒトの免疫防御システム

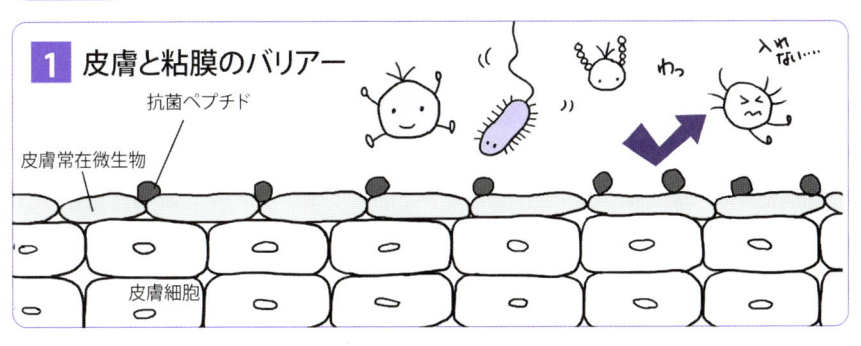

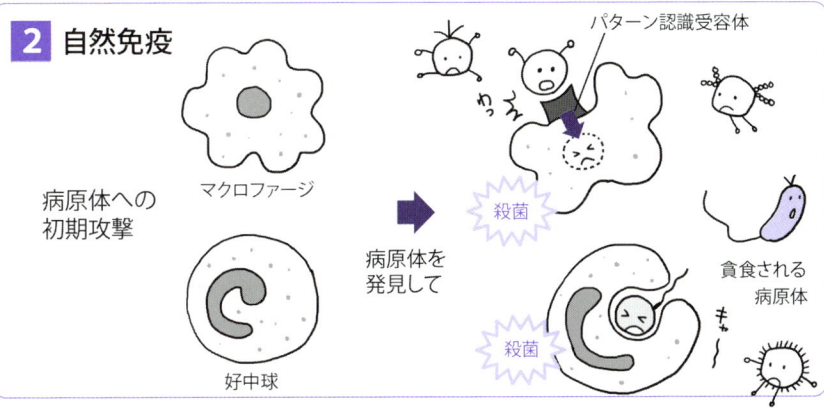

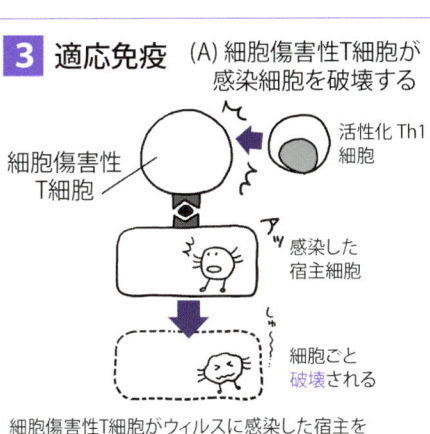

1 皮膚と粘膜のバリアー

抗菌ペプチド
皮膚常在微生物
皮膚細胞

2 自然免疫

病原体への初期攻撃

マクロファージ
好中球

病原体を発見して

パターン認識受容体
殺菌
貪食される病原体
殺菌

3 適応免疫

(A) 細胞傷害性T細胞が感染細胞を破壊する

細胞傷害性T細胞
活性化Th1細胞
感染した宿主細胞
細胞ごと破壊される

細胞傷害性T細胞がウィルスに感染した宿主を発見し結合することで, 感染細胞を破壊するこの時, Th1細胞の助けが必要となる

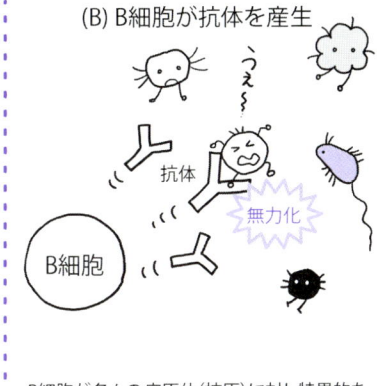

(B) B細胞が抗体を産生

抗体
B細胞
無力化

B細胞が各々の病原体(抗原)に対し特異的な抗体(飛び道具のような武器)を産生するこれにより病原体を不活性化する

Chapter 4-5 病院で起きる感染症

重要性が増す院内感染対策

　本来，病院は治療を行うために通院あるいは入院する施設である。しかし，病院内で新たな感染症にかかってしまうことがある。これを**「院内感染症」**と呼び，これに対して病院外での感染を**「市中感染症」**と呼ぶ。広義には「院内感染症」は病院内で起こるすべての感染症をいうが，伝染性の感染症を含めず，一般には，患者自身の常在菌による日和見感染（内因性）と医療従事者あるいはほかの患者を介して感染する外因性をさすことが多い。

　免疫抑制剤，ステロイド剤や抗がん剤などの投与を受けると感染防御能が低下し易感染性宿主となるため（p.36），緑膿菌やカンジダなどによる常在菌による感染症が起こることがある。

　病院内では大量の**広域スペクトル**をもつ抗菌薬※（p.148）が長期にわたり投与されている患者がいる。そのような患者では，抗菌薬が効く菌がどんどん淘汰され，結果的にその抗菌薬に効かない菌だけが生き残ってしまう。さらに複数の抗菌薬にも同時に効かなくなる（多剤耐性菌）とより深刻さは増すことになる。院内感染で特に問題となる耐性菌は，メチシリン耐性黄色ブドウ球菌（MRSA），バンコマイシン耐性腸球菌（VRE），多剤耐性緑膿菌（MDRP）や多剤耐性アシネトバクターなどである。病院内はいわば易感染性宿主の集合体であるため，ひとたび感染症が起こると次々に別の患者へと広がってしまい，集団感染症にまで進展することもある。たびたび，多剤耐性菌の出現による死亡例がニュースになる。2004〜2006年に某医療施設で167人がMDRPに感染しその内11人が死亡した。緑膿菌は健常人が感染しても感染症にまで進展することは少ないが病院内では起こりうる。2010年には多剤耐性アシネトバクターによる感染で46人中27人が死亡する事故もあった。

　医師，薬剤師や看護師などの医療従事者を介して病原体を運んでしまうこともある。MRSAは健常人の鼻腔に常在しているが，医療従事者のほうが非従事者よりも保菌率が高いという報告もある。医療技術がどんどん進歩していく反面，院内感染対策はますます重要になっていくことを理解しなければならない。

※**広域スペクトルをもつ抗菌薬**：多種の病原微生物に対して効果がある薬剤。

File 18 易感染性宿主

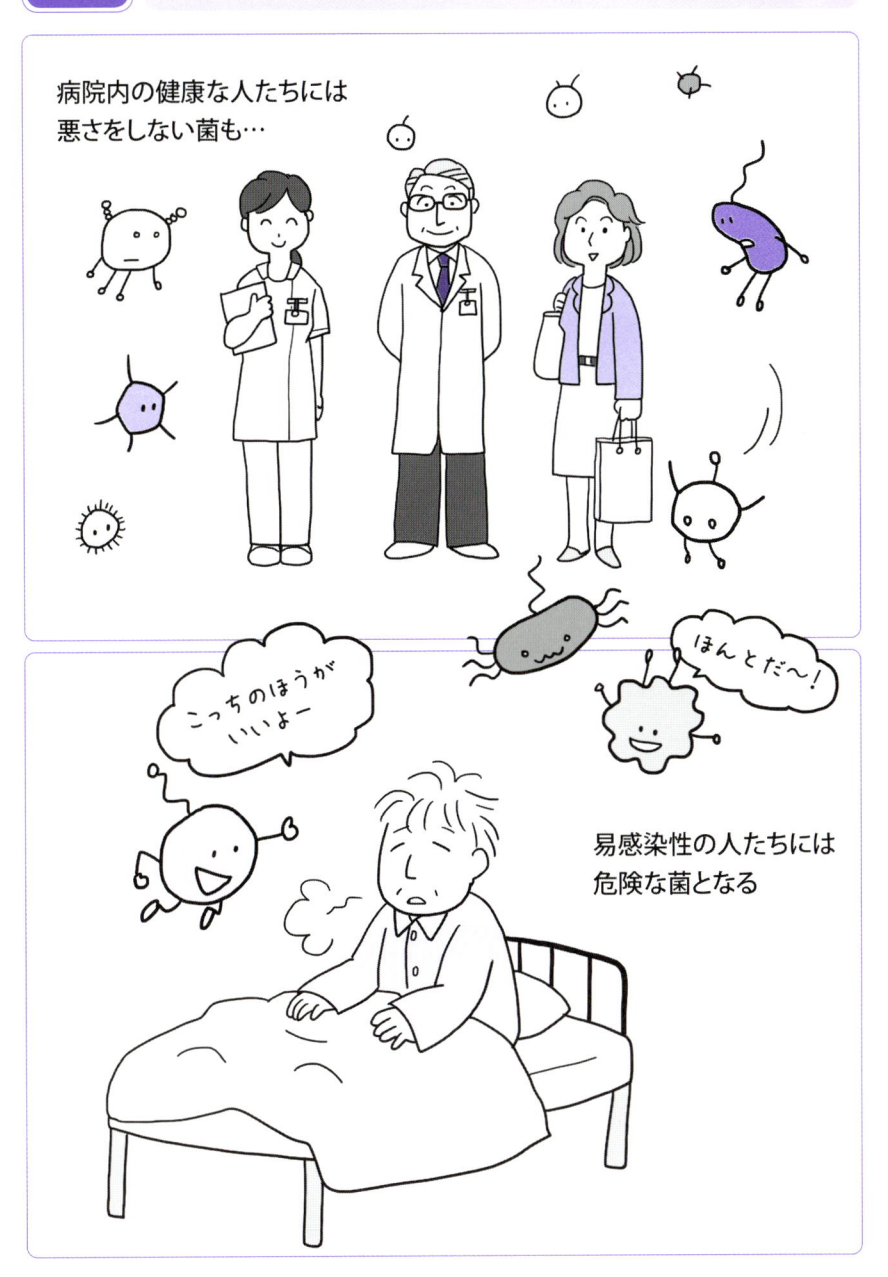

病院内の健康な人たちには悪さをしない菌も…

こっちのほうがいいよー

ほんとだ〜！

易感染性の人たちには危険な菌となる

Chapter 4-6 滅菌と消毒は意味が違う

「滅菌」と「消毒」の使い分け

日常的に手を**消毒**するというが，手を**滅菌**するとはいわない。搾りたての牛乳を殺菌するというが，牛乳を消毒するとはいわない。実は，これらの言葉には，使い分けがある。

滅菌とは

滅菌とは，対象物に存在するすべての微生物を殺滅あるいは除去することをいう。したがって，良い菌も悪い菌も関係ない。殺菌は単に微生物を死滅させるために使う言葉であって学術的には少々曖昧な表現である。滅菌は対象物によってその方法を変える。微生物培養にかかせない白金耳はガスバーナーで火炎滅菌する。ガラス器具は180℃で30分間，乾熱する。121℃（2気圧）で15～20分間の高圧蒸気条件下では，すべての微生物が死滅する。プラスチック器具（シャーレや注射器など）は，^{60}Coのγ線による放射線滅菌を行う。放射線は透過性がよいので，器具を包装してから滅菌ができる。紫外線は微生物のDNAに損傷を与えることにより滅菌を行う。以上の方法は微生物の直接的な殺滅法である。しかし加熱により失活する薬はこれらの方法を用いることができない。この場合は，微生物よりも小さい網目のフィルターを使って液体をろ過する。その他，エチレンオキサイドやホルムアルデヒドガスによる滅菌もある。

消毒とは

消毒は，対象物に存在する微生物の数を減らすことである。消毒薬はその組成から，1) フェノール系（フェノールとクレゾール），2) ビグアナイド系（グルコン酸クロルヘキシジン），3) アルコール類（エタノール），4) 4級アンモニウム塩（塩化ベンザルコニウムと塩化ベンゼトニウム），5) 界面活性剤（アルキルジアミノエチルグリシン塩酸塩），6) 塩素系（次亜塩素酸ナトリウム），7) ヨウ素系（ヨードチンキ），8) アルキル化剤（グルタールアルデヒド）などがある。残念ながら1つの消毒薬ですべての微生物を消毒することはできないので目的によって使い分けることが大事である。

File 19　さまざまな消毒・滅菌法

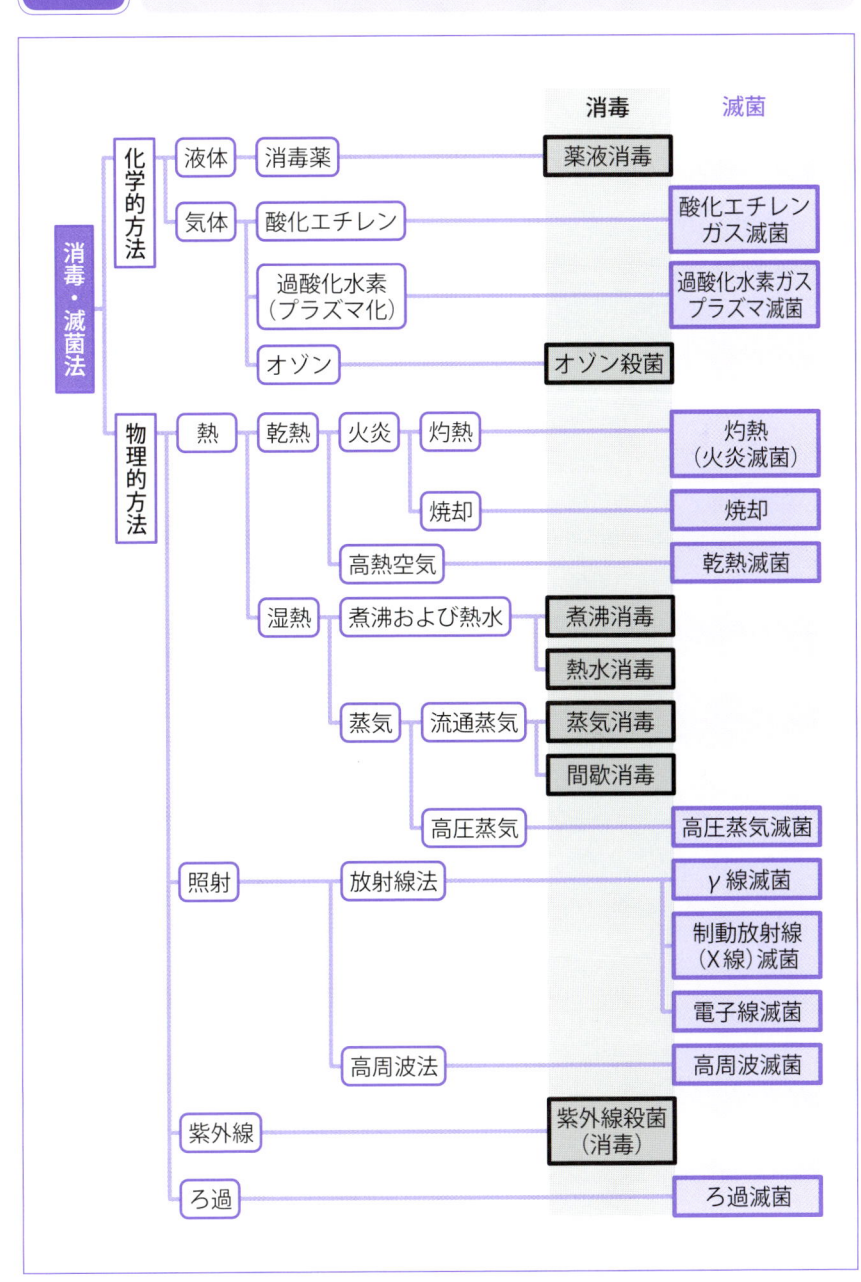

				消毒	滅菌

消毒・滅菌法
- 化学的方法
  - 液体 — 消毒薬 → 薬液消毒（消毒）
  - 気体
    - 酸化エチレン → 酸化エチレンガス滅菌
    - 過酸化水素（プラズマ化）→ 過酸化水素ガスプラズマ滅菌
    - オゾン → オゾン殺菌（消毒）
- 物理的方法
  - 熱
    - 乾熱
      - 火炎
        - 灼熱 → 灼熱（火炎滅菌）
        - 焼却 → 焼却
      - 高熱空気 → 乾熱滅菌
    - 湿熱
      - 煮沸および熱水 → 煮沸消毒／熱水消毒
      - 蒸気
        - 流通蒸気 → 蒸気消毒／間歇消毒
        - 高圧蒸気 → 高圧蒸気滅菌
  - 照射
    - 放射線法 → γ線滅菌／制動放射線（X線）滅菌／電子線滅菌
    - 高周波法 → 高周波滅菌
  - 紫外線 → 紫外線殺菌（消毒）
  - ろ過 → ろ過滅菌

47

Column

人獣共通感染症

　森林伐採による環境変化あるいは社会変化によりヒトと動物の物理的な距離が縮んできたり，接触する機会が増えている．1つの病原体がヒトとヒト以外の脊椎動物の両方に発症する感染症を人獣共通感染症という．

　野兎病は野兎病菌（*Francisella tularensis*，グラム陰性桿菌）を原因とする，古くからよく知られた人獣共通感染症である．野兎などの野生動物に接触して致死率の高い急性疾患を引き起こすこともある．1920年代に日本では医師である大原八郎が野兎からこの菌を分離して，自身の妻にこの菌を感染させて本症の原因菌であることを証明した．

　社会を取り巻く環境の変化も人獣共通感染症を発生させることがある．少子化の影響もあり，自宅でペットを飼うケースも増えていると聞く．イヌやネコから白癬が感染するのである．ペットも家族と同然であるが，お互いが気持ちよく生活するには口移しのような濃厚接触を控えたり，糞尿はすみやかに処理するなどの注意も必要である．

　人獣共通感染症の原因は細菌，真菌，ウイルスや原虫などにわたり，その数は100種を超えている．たとえば，細菌では，バルトネラ菌（ネコひっかき病），真菌ではクリプトコックス（クリプトコックス症），ウイルスではインフルエンザウイルス（インフルエンザ），原虫ではトキソプラズマ（トキソプラズマ症）がある．

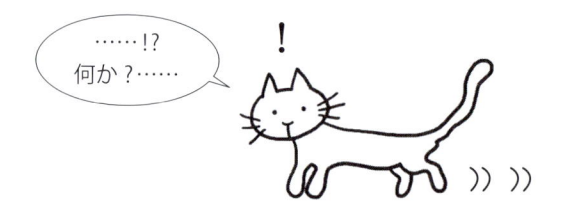

……!?
何か？……

第 5 章

細菌学各論

細菌の特徴と病原性

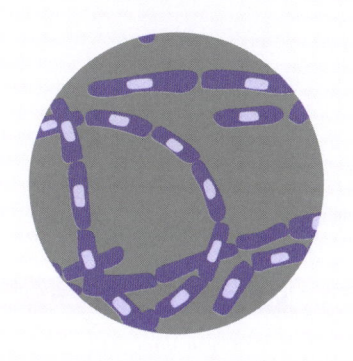

Chapter 5-1 ブドウの房に見える細菌

ラテン語でブドウの房（Staphylo）と球菌（coccus）の意味

　名前のとおり，*Staphylococcus*属菌種を染色するとブドウの房に見えることからブドウ球菌と呼ぶ．30種以上のブドウ球菌が存在するが，ヒトに病原性を示す代表的な菌に**黄色ブドウ球菌**と**表皮ブドウ球菌**がある．どちらもヒトの常在菌であり，前者は主に鼻腔に，後者は皮膚に存在する．

　黄色ブドウ球菌はヒトに顕著な病原性を示すことがあるが，表皮ブドウ球菌が病原性を示すことはまれである．したがって，これらの菌を区別することは医学上大きな意味をもつ．感染症研究の分野では慣例的に，血漿を凝固させる働きをもつコアグラーゼの産生の有無で区別してきた．黄色ブドウ球菌はこれを産生するが表皮ブドウ球菌は産生しないという性状である．黄色ブドウ球菌は伝染性膿痂疹（とびひ），ブドウ球菌性熱傷様皮膚症候群，毒素性ショック症候群などのさまざまな疾患に関与する．また，毒素型食中毒の代表例でもある．この毒素はエンテロトキシン（腸管毒）と呼ばれるタンパク質である．ほとんどの場合，調理をするヒトの手から食品に混入し，摂取後，およそ3時間以内に吐き気や激しい嘔吐が起こる．

院内感染で問題となるMRSA

　MRSAはMethicillin Resistant *Staphylococcus aureus*の略語で抗菌薬メチシリンに耐性な黄色ブドウ球菌をさす．抗菌薬の使用により黄色ブドウ球菌はやがてこれに耐性化してきた．日本では，1980年代より問題となり，またたくまに日本中にMRSAが蔓延し院内感染の原因菌としてその対策が必要となった．歴史的にメチシリンの名前が使われているが，実際にはMRSAはメチシリンだけではなくほとんどすべての抗菌薬に耐性を示すということである．そのため，MRSAにも効果を示す新たな抗菌薬バンコマイシンやテイコプラニンが開発された．

　しかし，このバンコマイシンにも効かない黄色ブドウ球菌（VRSA）も出現してしまった．近年では，入院歴のない健常人がMRSAに感染するようになった．これを市中感染型MRSAと呼ぶ（p.44）．

File 20 ブドウ球菌の毒素と疾患

ブドウ球菌の毒素と疾患

毒素	疾患名
溶血毒, コアグラーゼ	化膿症
エンテロトキシン（腸管毒）※	食中毒
剥奪性毒素（SSSS）	ブドウ球菌性熱傷様皮膚症候群
溶血毒, コアグラーゼ	毒素性ショック症候群

※エンテロトキシン：100℃, 30分の加熱でも失活しない。

抗菌薬が効かないMRSA

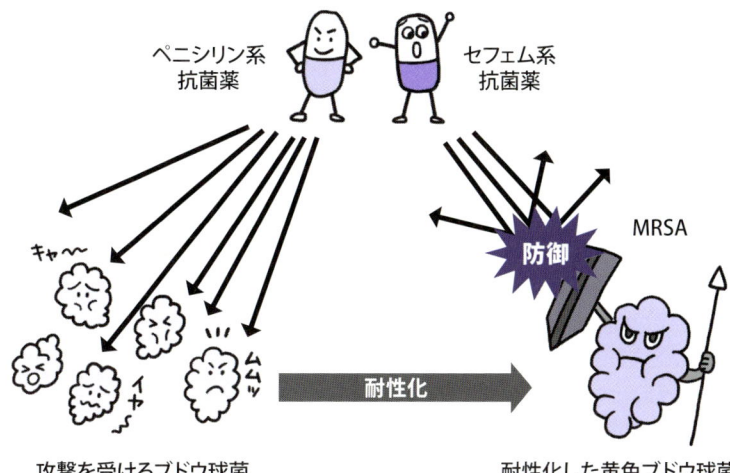

ペニシリン系抗菌薬　セフェム系抗菌薬

防御　MRSA

耐性化

攻撃を受けるブドウ球菌　　耐性化した黄色ブドウ球菌

抗菌薬が効かない黄色ブドウ球菌が院内感染で問題となっています

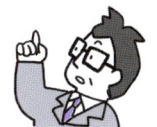

51

Chapter 5-2 人食いバクテリア——劇症型溶血性レンサ球菌感染症

なぜ，人食いバクテリアと呼ばれるのか？

　人を食べてしまうバクテリア（細菌）は，厳密には存在しない。ではどうしてこんな名前が使われるようになったのだろうか。1987年，米国で突然のショック，発熱，手足の激痛を発症し，急速に進行して死亡するという病気が報告された。その後，ヨーロッパをはじめ日本でも類似の患者が報告されるようになった。初期症状として，四肢の疼痛，腫脹，発熱，血圧低下が起こりその後の病状の進行がきわめて急速に進む。発病後数十時間以内には軟部組織壊死，急性腎不全，成人型呼吸窮迫症候群，播種性血管内凝固症候群，多臓器不全を引き起こし，約30％の患者は死にいたる。細菌性咽頭炎の原因となるごく一般的な**化膿レンサ球菌**（*Streptococcus pyogenes*）と分類学的には同一の菌種が原因菌であることが判明した。壊死した部位には原因菌が存在しているので外科的に切除することになる。このように急速に病状が進行する重篤な感染症であるため，人食いバクテリアという名前がメディアで使われるようになった。なぜ重篤化するかの理由はわかっていない。

　レンサ球菌は細胞が連鎖状につらなっていることから連鎖球菌とも書く。この菌を血液の入った寒天培地で増殖させると，血液が環状に溶けるのが観察できる。不明瞭な溶け方をする場合を **α溶血**，完全に溶ける場合を **β溶血** と呼ぶ。この感染症の場合はβ溶血をする。レンサ球菌はヒトの皮膚，咽頭あるいは口腔の常在菌でもあるが，最も多様な疾患に関与する細菌の1つである。

表　疾患の原因となるレンサ球菌

化膿レンサ球菌 （*Streptococcus pyogenes*）	細菌性の咽頭炎の原因菌として黄色ブドウ球菌とならんで重要である。特に，5～15歳の子供が多く罹患し，全身に発赤が出る猩紅熱も起こす。関節や心臓に炎症を起こすリウマチ熱※もある。
肺炎レンサ球菌 （*Streptococcus pneumonia*）	"pneumonia"は肺炎の意味であり，すべての肺炎の数割がこの菌が原因と考えられている。
口腔レンサ球菌	口腔に常在するレンサ球菌を意味する。*S. mutans* はいわゆる虫歯の原因菌である。

※**リウマチ熱**：俗にいうリウマチは関節リウマチをさすが，これとリウマチ熱はまったく別の病気である。

File 21 レンサ球菌がつらなる過程

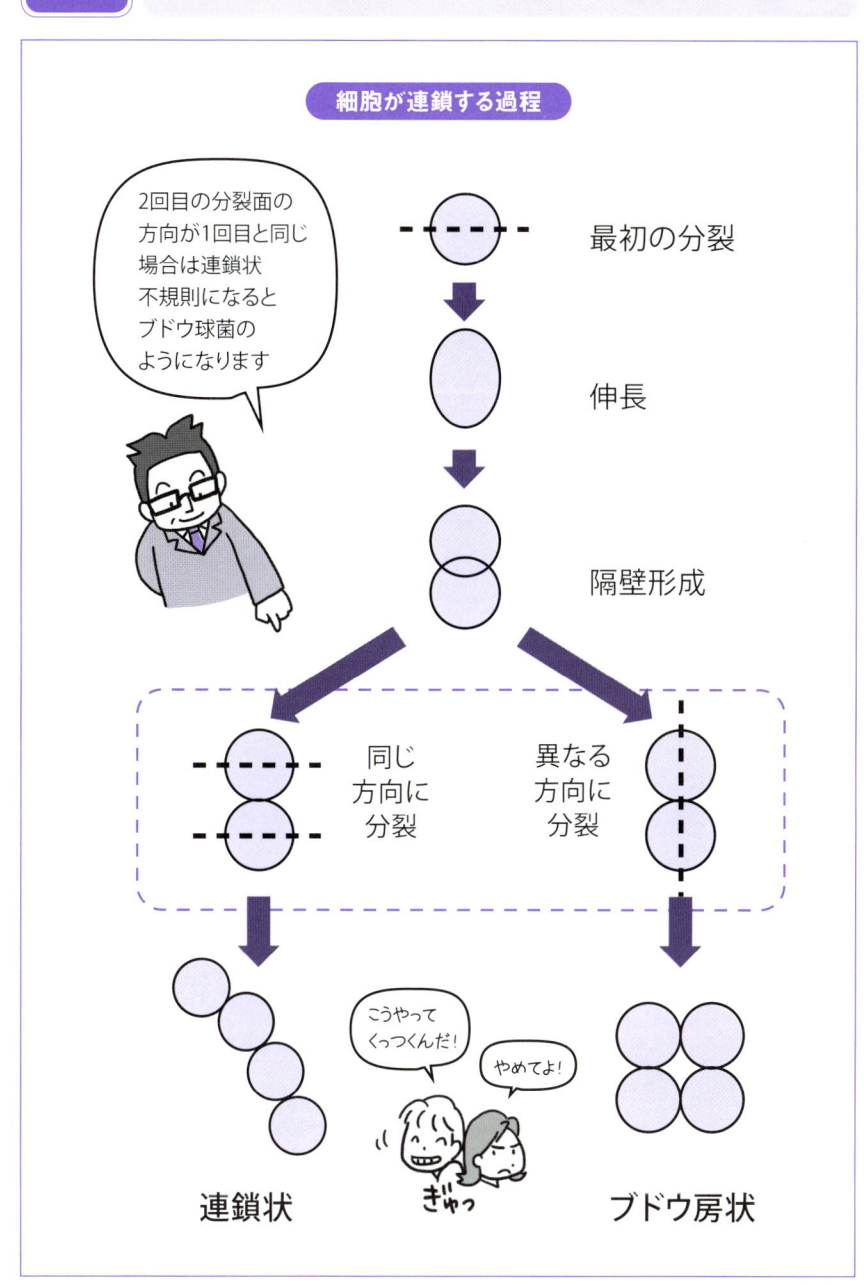

細胞が連鎖する過程

2回目の分裂面の方向が1回目と同じ場合は連鎖状、不規則になるとブドウ球菌のようになります

最初の分裂

伸長

隔壁形成

同じ方向に分裂 → 連鎖状

異なる方向に分裂 → ブドウ房状

こうやってくっつくんだ！
やめてよ！
ぎゅっ

53

Chapter 5-3

院内感染で問題となる緑色の細菌

線毛と鞭毛を使って忍び寄る日和見主義なヤツ

　親が子の名前を考えるように，微生物の名前もその発見者が考える．ラテン語の意味と菌の特徴を比べるとなるほどと思うことが多い．*Pseudomonas aeruginosa*の和名は**緑膿菌**である．"-monas"は鞭毛，"aeruginosa"は緑青で満ちていることを表す．つまり"緑青色した鞭毛をもつ細菌"ということである．この緑青の正体はこの菌が産生するピオシアニンという色素である．この菌は，土壌や水などのありとあらゆる環境中に存在し，またヒトの腸管や皮膚に常在するグラム陰性桿菌である．

　この菌は線毛と鞭毛をもち，これを使ってヒトの組織に付着する．付着後，アルカリ性プロテアーゼやエステラーゼを分泌しながら組織を分解してヒトの細胞に侵入する．さらにタンパク質の合成を阻害するエキソトキシンAやエキソエンザイムSといった毒素を産生して組織に障害を与える．

　興味深いことに，緑膿菌が増殖するためには鉄が必要となる．ヒト体液中のトランスフェリンとラクトフェリンは鉄と結合するタンパク質であるが，緑膿菌はここから鉄を奪って自らの栄養としているのである．

　この菌は健常人には感染症を起こさないが，感染免疫力が低下している患者には日和見感染症を起こす．特に，バイオフィルムを形成する能力が高いことからカテーテル感染を起こすと難治化することがある．尿路感染症，呼吸器感染症や敗血症も起こす．また，白人特有の囊胞性線維症患者（染色体異常により粘り気の強い粘液や分泌液がつくられる疾患）に感染しやすく，難治性の肺炎を起こす．ペニシリン系，アミノグリコシド系，第3世代セフェム系やニューキノロン系などの抗菌薬が有効である一方で，耐性菌の出現は病院内では大きな問題となる．特に，ニューキノロン，カルバペネムとアミノグリコシドの3系統の抗菌薬に同時に耐性を示す緑膿菌を**多剤耐性緑膿菌**（MDRP）と呼び，患者に致命的な感染症を引き起こす可能性が高くなる．

File 22 ヒトのタンパク質合成を阻害する緑膿菌

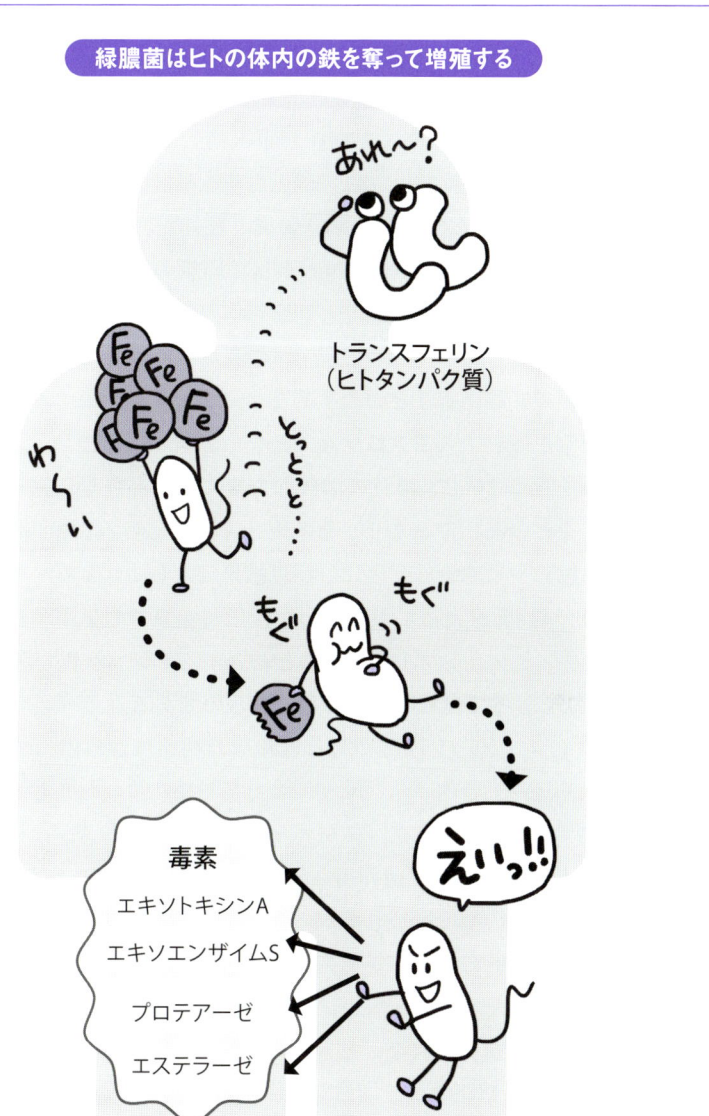

緑膿菌はヒトの体内の鉄を奪って増殖する

トランスフェリン（ヒトタンパク質）

毒素
- エキソトキシンA
- エキソエンザイムS
- プロテアーゼ
- エステラーゼ

Chapter 5-4 細胞内で生き続けるレジオネラ

快適な生活環境が発生させた感染症？

　1976年に米国フィラデルフィアで在郷軍人集会が開かれ，その際の宿泊者ら221名が重篤な肺炎に罹患し，29名が死亡する事故が起きた。この疾患名を在郷軍人Legionにちなんで**レジオネラ肺炎**と呼んだ。その後，原因菌が特定され*Legionella pneumophila*（pneumophilaは肺炎の意味）と命名された。**レジオネラ**は湿った土壌や水系に広く存在するグラム陰性の環境細菌である。もともと水系環境を好むため，ビルの屋上に設置されている冷却塔水，給水給湯設備，噴水や循環式浴槽水などの人工的な水系環境にも生息する。レジオネラで汚染された水が微粒子（**エアロゾル**）となって空中に浮遊し，これを吸入することで感染を起こす。2〜10日の潜伏期を経て，全身性倦怠感，頭痛，食欲不振，筋肉痛などの症状に始まり，その後，急激な発熱，悪寒，肺炎症状が現れる。主に高齢者や易感染性宿主に日和見感染症として起きる。レジオネラ肺炎は市中肺炎の約5％を占めており，わが国でも温泉での集団発生が報告されている。

　この菌の特徴は，感染防御を担うマクロファージ内で生き残る能力があることである。マクロファージは食細胞とも呼ばれ病原体が体内に侵入してくると，それを取り込み細胞内の活性酸素によって殺菌する。しかし，レジオネラはこの活性酸素を消去する酵素，スーパーオキシドジスムターゼやカタラーゼを産生することで，生体の殺菌作用に抵抗する（細胞内寄生細菌）。水系環境ではアメーバの細胞の中で増殖しながら共存している。レジオネラは細胞内寄生細菌であるため，その治療は細胞内へスムーズに行き渡る抗菌薬を選ばなければならない。そのため，ニューキノロン系やマクロライド系の抗菌薬が使用される。適切な治療が行われないときの致死率は15％であり1週間以内に死亡する可能性もある。レジオネラは常在菌ではなく，水系環境細菌であるため，汚染されたエアロゾルの発生を抑制することが効果的な予防法となる。定期的な水の交換と消毒が必要である。レジオネラ肺炎は，快適な生活のための人工環境が発生させた感染症といってもよいかもしれない。

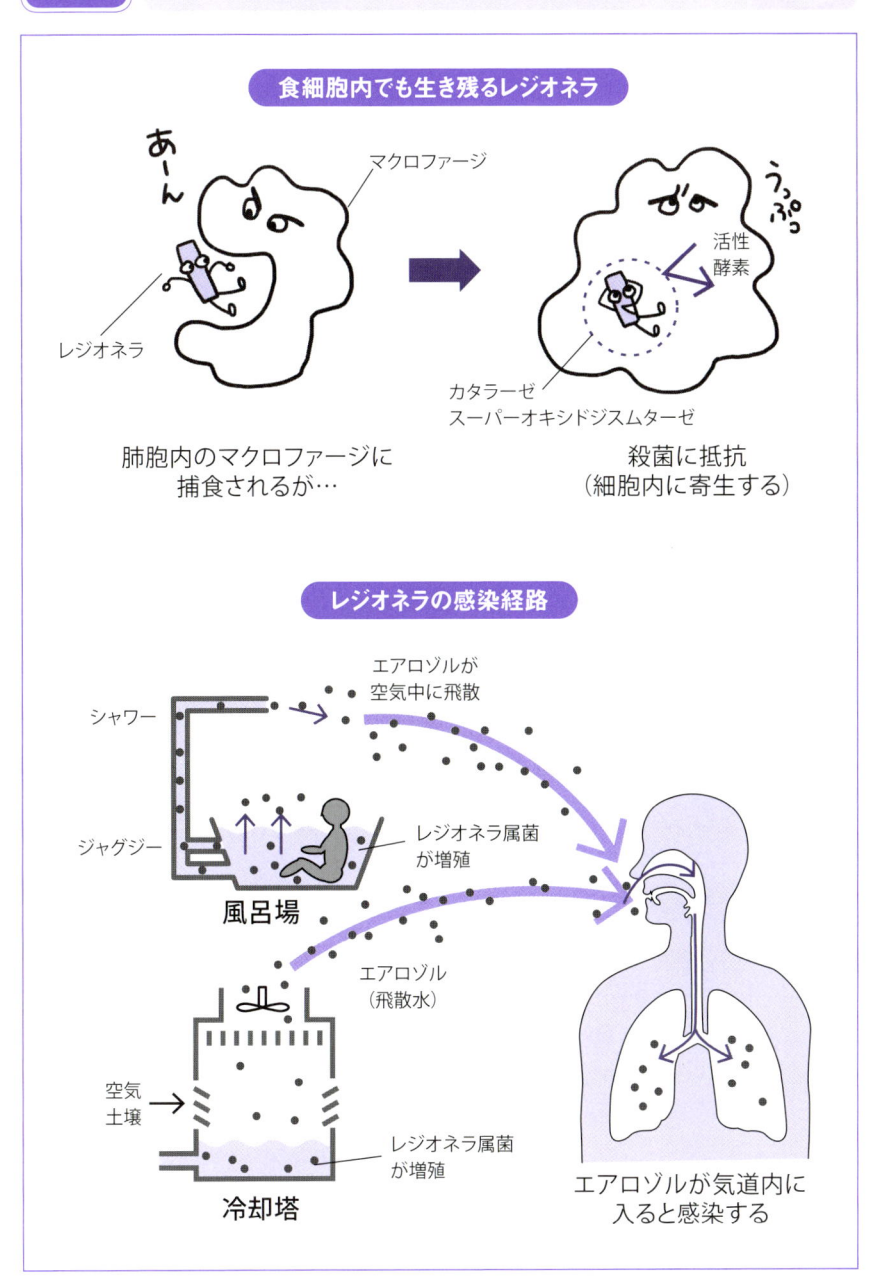

File 23 レジオネラの感染経路

食細胞内でも生き残るレジオネラ

マクロファージ
レジオネラ
活性酵素
カタラーゼ
スーパーオキシドジスムターゼ

肺胞内のマクロファージに捕食されるが…

殺菌に抵抗（細胞内に寄生する）

レジオネラの感染経路

シャワー
ジャグジー
風呂場
エアロゾルが空気中に飛散
レジオネラ属菌が増殖

エアロゾル（飛散水）
空気
土壌
冷却塔
レジオネラ属菌が増殖

エアロゾルが気道内に入ると感染する

Chapter 5-5 咳が100日続く百日咳

長期に猛威をふるう百日咳菌

　けいれん性の咳発作が特徴的な急性気道感染症で，回復までに約100日もかかることから**百日咳**と呼ばれており，グラム陰性桿菌**百日咳菌**（*Bordetella pertussis*）が原因となる。

　7〜10日間の潜伏期を経て，普通のかぜ症状で始まり，次第に咳の回数が増えてその程度も激しくなる。それに続いて特徴ある発作性けいれん性の咳（痙咳）となり，それが数週間持続する。激しい発作は徐々に減衰するが回復までに約3か月かかる。典型的な臨床像は，顔を真っ赤にしてコンコンと激しく咳込み（スタッカート），最後にヒューッと音を立てて大きく息を吸う発作（ウープ）である。この菌は飛沫感染により上気道に付着し，その後気管支の粘膜上皮細胞で増殖する。このとき，菌体表面にある繊維状赤血球凝集素，線毛やパータクチンと呼ばれるタンパク質を使ってヒト細胞へ付着する。付着後は，百日咳毒素を産生する。この毒素はAとBのサブユニットからなり，Bサブユニットをつかってヒト細胞に付着する。白血球増多作用，ヒスタミン感受性亢進やインスリン分泌促進作用があるが咳発作との関連はまだ不明である。

　百日咳は日本を含めて世界中でみられる感染症で，全世界では年間数千万人の患者が発生し，そのうち数10万人が死亡している（致死率1〜2％）。その大部分は途上国の乳幼児である。

　治療にはエリスロマイシン，クラリスロマイシンなどのマクロライド系抗菌薬が用いられる。予防にはワクチンが有効である。このワクチンは日本で開発され，菌体を使わずに百日咳毒素と繊維状赤血球凝集素が成分となっている。百日咳ワクチンを含む**DPT三種混合ワクチン接種**（ジフテリア・百日咳・破傷風）は世界各国で実施されている。Dはジフテリア（Diphtheria），Pは百日咳（Pertussis），Tは破傷風（Tetanus）の意味である。ワクチン接種によって患者数は減少したが，先進国では成人層の患者数が増加している。このワクチン接種による免疫力の持続期間は約4〜12年であるため，成人層になって免疫力が減衰したことが理由と考えられている。

File 24 百日咳菌は気管支の粘膜上皮細胞で増殖する

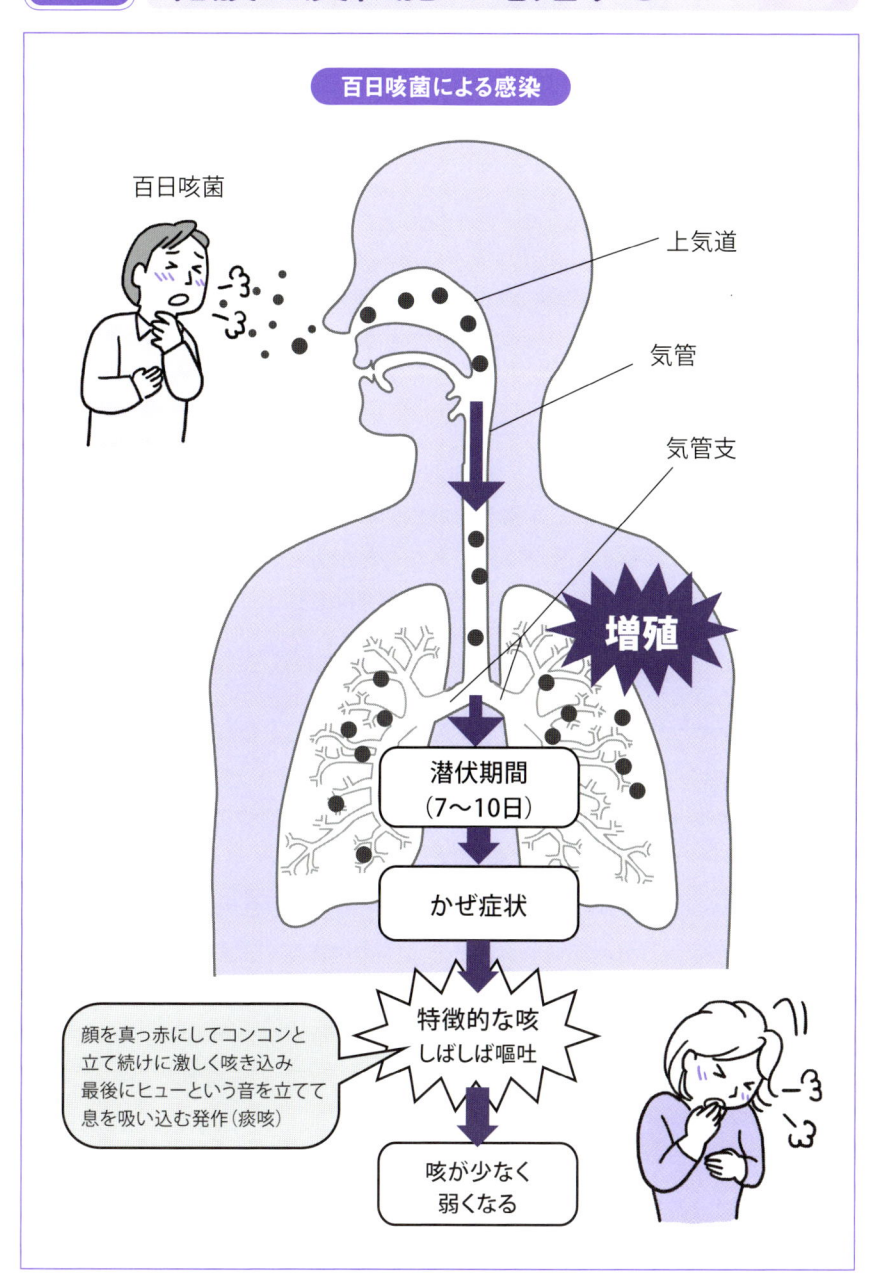

百日咳菌による感染

百日咳菌

上気道
気管
気管支

増殖

潜伏期間
（7〜10日）

↓

かぜ症状

↓

特徴的な咳
しばしば嘔吐

顔を真っ赤にしてコンコンと立て続けに激しく咳き込み最後にヒューという音を立てて息を吸い込む発作（痙咳）

↓

咳が少なく弱くなる

Chapter 5-6 インフルエンザを起こさないインフルエンザ菌

学名上そのままの名前で残ったインフルエンザ菌

　インフルエンザは，インフルエンザウイルスによって起こる急性の気道感染症である．ところが細菌でも似たような名前をもつ**インフルエンザ菌**（*Haemophilus influenzae*）が存在する．もちろん，インフルエンザの原因とはならない．1892年にコッホの門下生であるリチャード・ファイファー（Richard Pfeiffer）がインフルエンザの患者の喀痰からグラム陰性細菌を分離し，これがインフルエンザの原因と考えられ「*Influenza bacillus*」と命名された（当時は発見者の名にちなんでプファイフェル菌とも呼ばれた）．その後，インフルエンザのパンデミック（世界的流行）であるスペイン風邪が流行し，日本でも多くの**プファイフェル菌**を用いてワクチンが大量に製造された．やがてインフルエンザはウイルスが原因であることが明らかになったが，発見の歴史を名に残すためにプファイフェル菌は「*Haemophilus influenzae*」と命名された．「Haemophilus」は血液を好むという意味である．この菌を培養するときはチョコレート培地を使う．チョコレートといっても食べるチョコレートではなく，ウマやウサギの血液を加熱するとチョコレート色になるのでこの名前がついている．

　インフルエンザ菌は莢膜 [File05] をもち，その抗原性の違いでa〜fの6種の型が存在する．b型が最も病原性が強く，b型株を**Hib**（*Haemophilus influenza* type b）と呼ぶことが多い．髄膜炎[※1]や喉頭蓋炎[※2]などの侵襲性疾患を起こす．日本の細菌性髄膜炎の大部分はHibが原因で多くは2歳未満で発症する．この疾患は発熱で始まりけいれんや意識障害が起こる．世界的には年間300万の重症例が発生し，約1割が死亡する．日本では年間600人ほどの患者がいる．一方で，莢膜をもたない株も存在する．この株は鼻腔から侵入し，急性中耳炎，副鼻腔炎，気管支炎や結膜炎を起こす．一般に莢膜保有株のほうが非保有株よりも病原性が強い．治療薬はセフェム系やニューキノロン系を用いるが近年では耐性菌が出現している．予防にはHibワクチンを用いる．

※1　**髄膜炎**：脳や脊髄を覆う保護膜（髄膜）に起こる炎症で，多くは微生物が原因となる．
※2　**喉頭蓋炎**：喉頭蓋は喉頭の前上方にある蓋状のもので，食べ物をのみ込むとき，喉頭を塞いで気管に入ることを防ぐ役割がある．ここに起こる炎症をさす．

File 25 ウイルスではないインフルエンザ菌

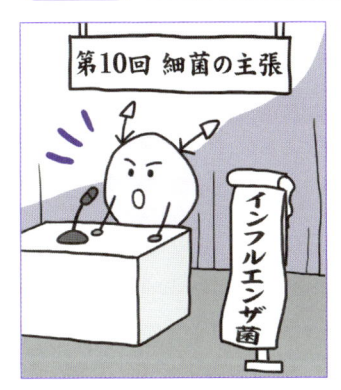

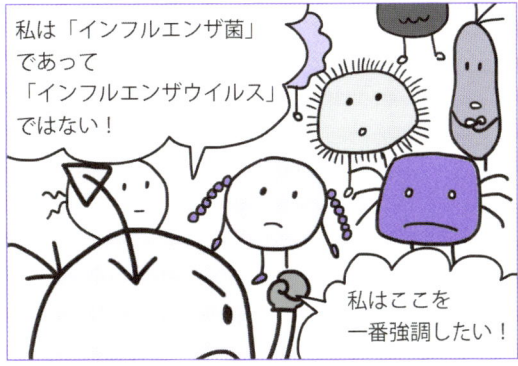

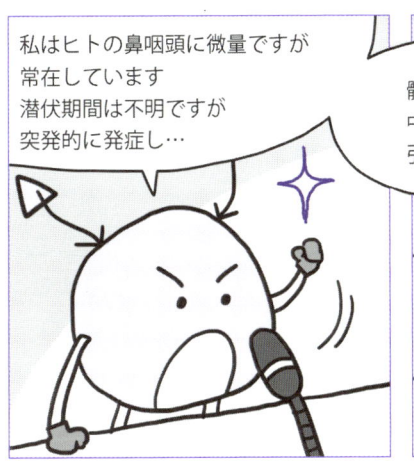

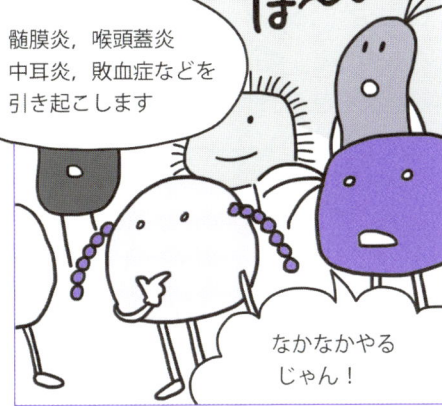

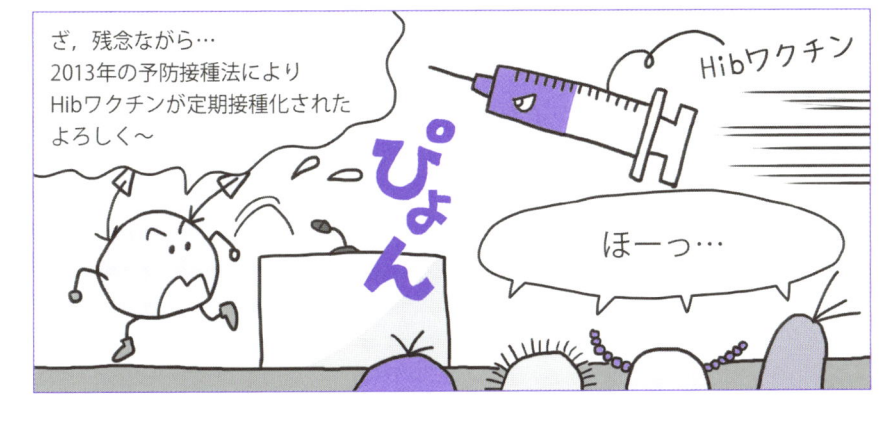

第10回 細菌の主張

インフルエンザ菌

私は「インフルエンザ菌」であって「インフルエンザウイルス」ではない！

私はここを一番強調したい！

私はヒトの鼻咽頭に微量ですが常在しています 潜伏期間は不明ですが突発的に発症し…

髄膜炎，喉頭蓋炎，中耳炎，敗血症などを引き起こします

ほ〜

なかなかやるじゃん！

ざ，残念ながら…
2013年の予防接種法により
Hibワクチンが定期接種化された
よろしく〜

Hibワクチン

ぴょん

ほーっ…

Chapter 5-7 強酸性環境の胃でも殺菌されないヘリコバクター・ピロリ

強酸性でも生きられるのは特殊な酵素のおかげ

　胃は食べ物の消化にかかわる重要な臓器である。消化酵素ペプシンはタンパク質を分解する作用をもち，胃酸は胃壁から分泌され消化および食物中の微生物を殺菌する役割がある。胃酸のpHは1.0～1.5ときわめて強い酸性状態であるが，胃は胃粘膜で守られているため胃まで消化されることはない。一般にこの環境で生きられる微生物はほとんど存在しない。しかし例外なのが，グラム陰性細菌である**ヘリコバクター・ピロリ**（*Helicobacter pylori*）である。この菌はらせん状で鞭毛をもち，胃の中を動くことができる。ピロリ菌は大気中で生きることはできず，むしろ酸素の少ない環境（微好気；5% O_2，5～10% CO_2）を好む。"Helico-"はらせんとか旋回というヘリコプターと同じ意味である。"pylori"は胃の出口である幽門をさす。つまり，この菌は幽門部から発見された。1983年にマーシャル（Marshall）とウォレン（Warren）は慢性胃炎の患者の胃粘膜からせん状の菌を分離することに成功した。これが胃炎の原因ではないかと考え，立証するために自らピロリ菌を飲んで胃炎が発症することを証明した。後に，2人はピロリ菌の胃炎・胃潰瘍の役割の発見の業績によりノーベル生理学・医学賞を受賞した。

　ところで，ピロリ菌はどうやって強酸性環境中で生き延びることができるのであろうか。実は，ピロリ菌自身も強酸性環境では生きられず，むしろpH 6～7位の中性環境を好んでいる。ピロリ菌が産生するウレアーゼという酵素が胃の尿素を分解してアンモニアをつくる。アンモニアはアルカリ性なのでピロリ菌のまわりがこれによって中和されるので，ピロリ菌が住みやすい環境となる。ここで菌が産生する酵素や毒素で胃粘膜に傷害を引き起こすと考えられている。

　ピロリ菌は井戸水や河川に存在するので，この水を摂取することにより感染が始まる。したがって，衛生環境状態とピロリ菌の保菌率は相関する。日本でも大部分の中高年は衛生状態のよくない時代に生まれたので，保菌しているが若年層の保菌率はそれほど高くない。胃炎や胃・十二指腸潰瘍の原因となり，また胃がんとの関連性も指摘されている。

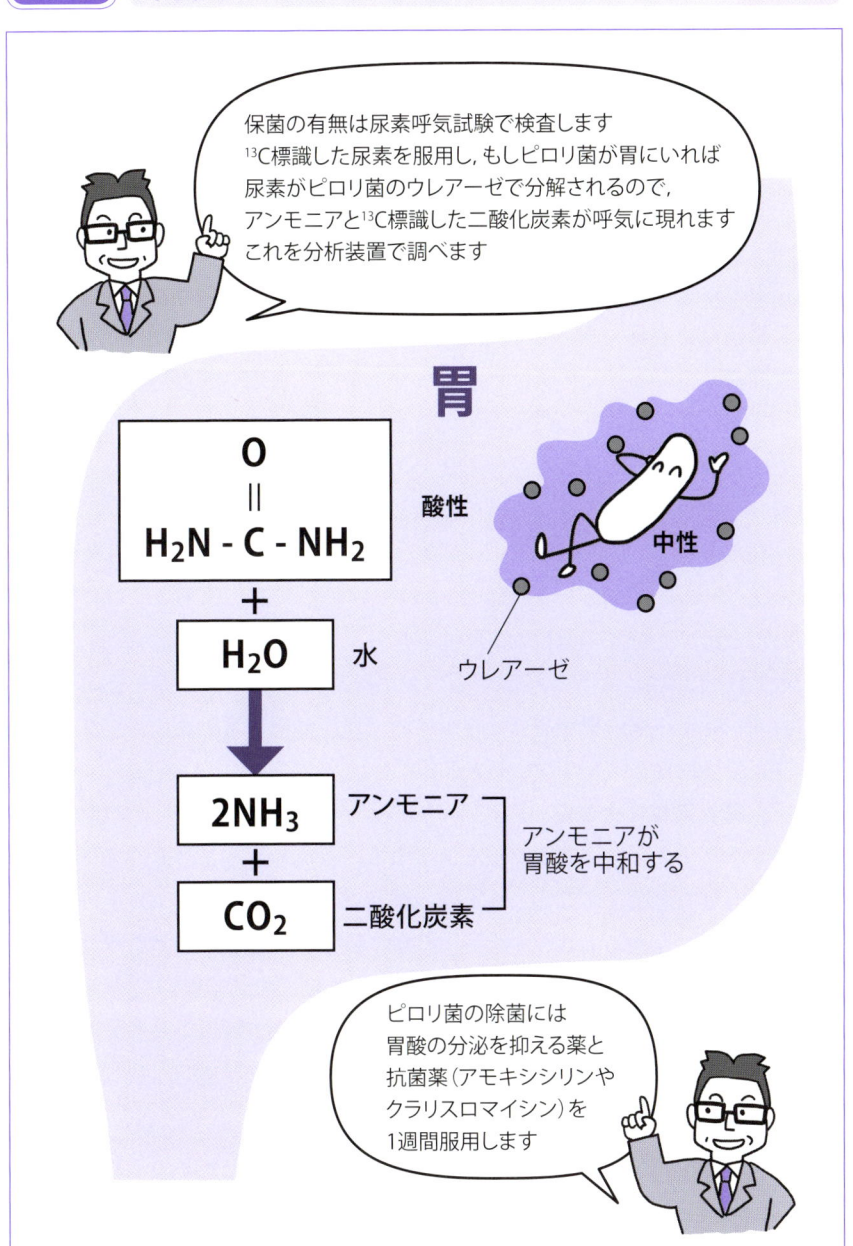

File 26 ヘリコバクター・ピロリが胃内で生息できるわけ

保菌の有無は尿素呼気試験で検査します
^{13}C標識した尿素を服用し，もしピロリ菌が胃にいれば尿素がピロリ菌のウレアーゼで分解されるので，アンモニアと^{13}C標識した二酸化炭素が呼気に現れます
これを分析装置で調べます

胃

$$\underset{H_2N-C-NH_2}{\overset{O}{\|}}$$

+

H_2O 水

↓

$2NH_3$ アンモニア
+
CO_2 二酸化炭素

アンモニアが胃酸を中和する

酸性
中性
ウレアーゼ

ピロリ菌の除菌には胃酸の分泌を抑える薬と抗菌薬（アモキシシリンやクラリスロマイシン）を1週間服用します

Chapter 5-8 下痢を起こす大腸菌

誰もが知っている常在菌

大腸菌（*Escherichia coli*）はグラム陰性桿菌で腸管の常在菌である。"*Escherichia*"はこの菌を最初に発見したオーストリア人研究者テオドール・エシェリヒ（Theodor Escherich）の名前から，"*coli*"は大腸を意味する。細菌の代表といえば，誰もが大腸菌と答えるであろう最も研究されている菌である。大腸菌は常在菌であるが病原性をもつ菌もある。特に重要な菌が，**"下痢原性大腸菌"**である。この病原性を理解する前に，大腸菌の血清型について理解をしておこう。血清型は微生物の細胞表面の抗原（糖やタンパク質）の構造の違いに基づいて分類された菌株の型である。ヒトの血液型も赤血球表面の抗原構造の違いから分類されているので考え方はまったく同じである。腸内細菌は4つの抗原（O抗原，H抗原，K抗原およびF抗原）をもつ。大腸菌はこのうち，O，HおよびK抗原の3種類によって分類される。各々はさらに細分される。たとえばO抗原の数は約200種あるが，3番ならO3と表記する。さらにK抗原やH抗原の数も複数あるので，O3：K25：H6のように番号を組み合わせて表す。特定の血清型が病原性を示すので血清型別は重要な情報となる。下痢原性大腸菌は大きく5つのタイプがある。

まず，**腸管出血性大腸菌**（EHEC）O157：H7が代表的である。ベロ毒素を産生することにより血管内皮細胞を傷害する。重症化すると溶血性尿毒症（赤血球を破壊して溶血を起こし，また腎不全となり尿毒症を起こす疾患）を起こし死亡することもある。100個程度の細胞で発症してしまう。アフリカミドリザルの腎由来のベロ細胞に傷害を与えることからこの名前が与えられているが，毒素としては赤痢菌が産生する志賀毒素と類似しているため，志賀毒素様毒素と呼ぶこともある。牛肉や便で汚染された野菜などが感染源となるため，生食用牛肉には安全基準が設定されている。

次に，**腸管毒素原性大腸菌**（ETEC）は腸管毒素エンテロトキシンを産生しコレラに類似した水様性下痢を起こす。発展途上国の乳幼児の主な下痢症の原因である。100℃，20分間の加熱に耐える耐熱性と60℃，10分間の加熱で失活する易熱性のトキシンがある。

File 27 下痢原性大腸菌は5つのタイプがある

大腸菌の抗原構造

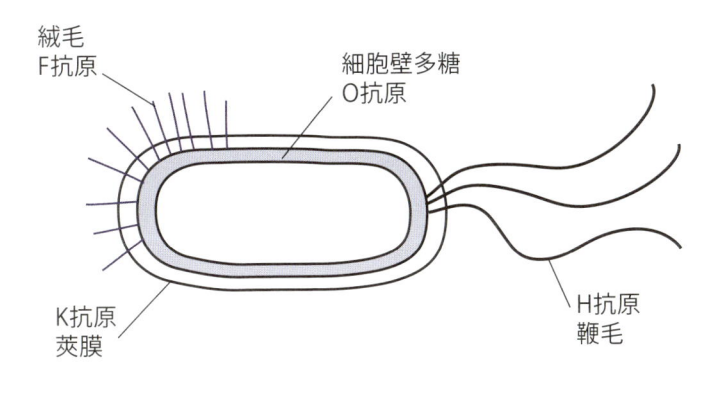

- 繊毛 F抗原
- 細胞壁多糖 O抗原
- K抗原 莢膜
- H抗原 鞭毛

下痢原性大腸菌のタイプ

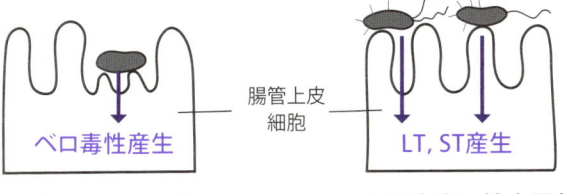

腸管上皮細胞

ベロ毒性産生

腸管出血性大腸菌（EHEC）

腸管上皮細胞に台座を形成してここに定着してベロ毒素を産生する

LT, ST産生

腸管毒素原性大腸菌（ETEC）

腸管上皮細胞に定着して易熱性トキシン（LT）と耐熱性トキシン（ST）を産生する

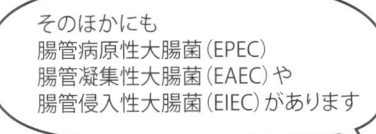

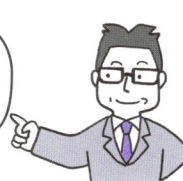

そのほかにも
腸管病原性大腸菌（EPEC）
腸管凝集性大腸菌（EAEC）や
腸管侵入性大腸菌（EIEC）があります

Chapter 5-9 かつては日本でも流行していた赤痢

衛生環境の向上で患者数は減ってきたが…

　赤痢は"赤い血の混じった下痢"からつけられた病名である．原因菌名 *Shigella*（**赤痢菌**）は発見者である志賀潔の名に由来している．現在もなお，世界では年間1億人以上が罹患し，100万人が死亡している．このうちの多くは小児であり，インド，インドネシア，タイなどのアジア地域が多い．日本でも戦後は10万人ほどの患者がいたが，現在では年間1,000人位である．赤痢は糞便で汚染された水や食物から感染する．したがって，日本で患者数が減少したのは衛生環境の向上によるところが大きい．赤痢菌は大腸上皮細胞に侵入したあと，この細胞を壊死し下痢の症状を起こす．典型的な症状は便意があるのに排便できない，しぶり腹（テネスムス）や膿粘血便である．赤痢菌属には4菌種が存在してすべての菌種が下痢を引き起こすが，このうち，志賀赤痢菌（*Shigella dysenteriae*）のみが毒素を産生する．これはAB毒素と呼ばれ，役割の異なるAサブユニットとBサブユニットからなるためこう呼ばれる．毒素のBサブユニットを使ってヒトの細胞に結合することで細胞内に侵入する（受容体への結合）．ここでBサブユニットが切り離されてAサブユニットだけが細胞質に入る．リボソームRNAはタンパク質の合成工場である．この中の28SリボソームRNAの4,324番目のアデニンが切り出され，これによりリボソームRNAに構造変化が起こりタンパク質の合成がとまり，結果的に細胞が傷害をうけてしまう．糞便が主な原因となるため，衛生環境の改善，手洗いや汚染が懸念される食品の加熱が最も有効な予防の1つである．抗菌薬はニューキノロン系が有効であるが，複数の抗菌薬に同時に耐性になる多剤耐性菌も出現している．

　なお，赤痢菌は*Shigella*属，大腸菌は*Escherichia*属に分類されているが，実は分類学的基準にしたがえば赤痢菌は大腸菌の一部と考えるのが妥当である．しかし，医学上の混乱を招くため例外的に別々の名前がついている．

File 28 赤痢菌の細胞内侵入機構

1 侵入

赤痢菌は腸管の
パイエル板に存在する
M細胞に進入する

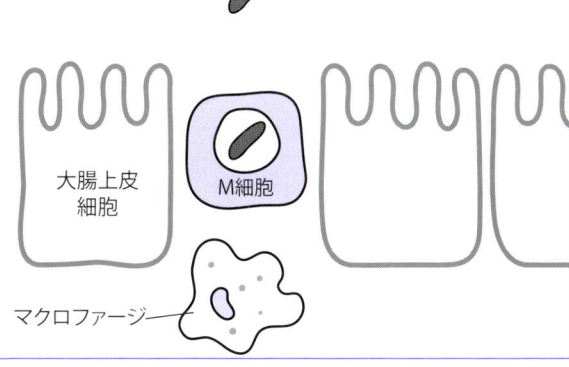

大腸上皮細胞
M細胞
マクロファージ

2 防御機構突破

免疫細胞であるマクロファージに貪食されるが,これを破壊する

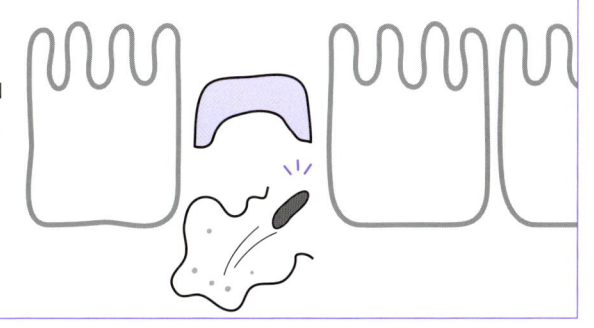

3 他の細胞へ侵入

菌体にアクチンを結合させて細胞内での運動性を高め,他の細胞へ次々と侵入する

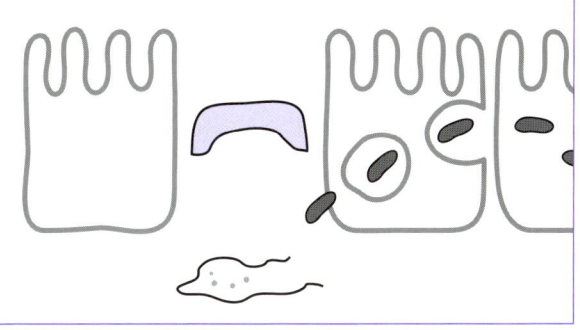

Chapter 5-10 腸チフスとパラチフスを起こすサルモネラ

宿主により病型が異なる菌

　チフス（typhus）はギリシャ語で"高熱により意識がもうろうとしている状態"を意味する。感染源は患者の糞便およびそれで汚染された食物の経口摂取である。その後，菌は小腸粘膜下組織から腸管膜リンパ節まで達し，腸管から血液に移行する。1〜3週間の潜伏後，発熱が起こり40℃位まで上昇する。高熱のわりに脈拍数は増えない（徐脈）。小さく赤い発疹（バラ疹）や脾腫が主な症状で30〜50％の患者にみられる。便秘あるいは下痢もみられる。重症の場合は昏迷状態などの意識障害が起こる。日本を除くアジア，インド，中東，東欧，中南米，アフリカなどに蔓延し，流行を繰り返している。その罹患者は世界で年間1,600万人にも達し，そのうち60万人が死亡する。日本も昭和初期は年間約4万人の患者がいたが，現在では年間数10〜100人の罹患数であり，多くは海外からの帰国者である。パラチフスは腸チフスよりも症状が軽い。

　サルモネラは鞭毛をもつグラム陰性桿菌である。この菌はLPS抗原に基づくO抗原と鞭毛抗原に基づくH抗原によって，2,000以上の血清型が存在する。この血清型は病型と対応する。腸チフスとパラチフスの原因菌は，*Salmonella enterica* subsp. *enterica*であるが，種名の下に血清型名を加える。すなわち，serovor Typhiとserovor Paratyphi Aである（serovorは血清型を意味する）。血清型は宿主にも特性がある。Serovor Typhiはヒトにのみ感染するが，serotype Typhimurium（ネズミチフス菌）は宿主により病型が異なる。ネズミにはチフス性疾患を起こすがヒトには胃腸炎を起こす。腸チフスとパラチフスの治療にはニューキノロン系の抗菌薬を用いるが，耐性菌の出現も報告されている。

　チフス以外にもサルモネラは食中毒の原因にもなる。経口感染後，6〜24時間で急性胃炎を発症し，日本における細菌性食中毒原因菌としては常に上位に位置している。主な感染源は家畜や家禽である。日本では鶏卵による食中毒が問題である。これは，卵巣あるいは卵管で菌に汚染されている場合と産卵後，殻に菌が付着する場合がある。原因となる血清型はserovor Enteritidisであるが，この食中毒は加熱で予防することができる。

File 29 サルモネラは血清型により病型も異なる

Salmonella enterica subsp. enterica の血清型による病型の違い

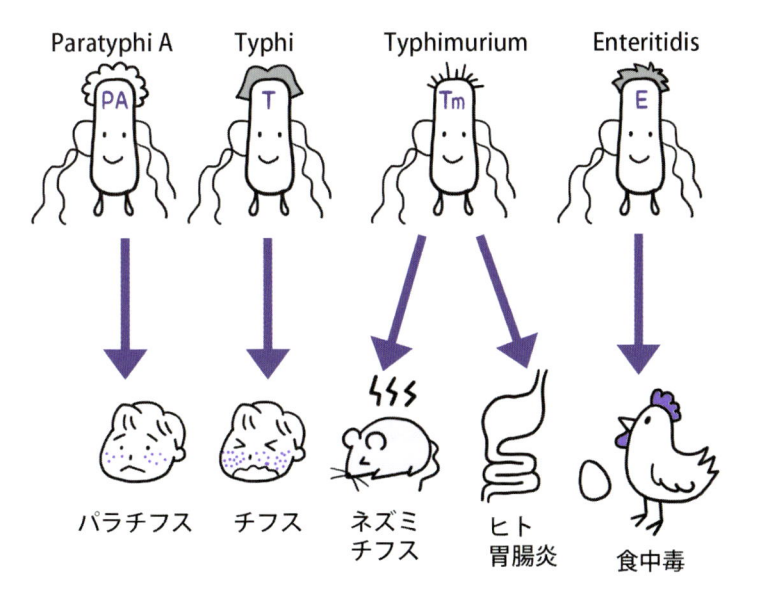

Paratyphi A	Typhi	Typhimurium	Enteritidis
PA	T	Tm	E
↓	↓	↓ ↓	↓
パラチフス	チフス	ネズミチフス / ヒト胃腸炎	食中毒

このように血清型の違いによって宿主や病型が異なります

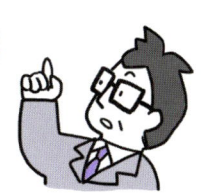

Chapter 5-11 著しい脱水を起こすコレラ菌

抗原の組み合わせで160以上の血清型ができる

　コレラ菌は，ビブリオ属に属するグラム陰性桿菌である。鞭毛をもち，活発に運動することから，属名ビブリオはvibration（振動）に由来している。すべてのコレラ菌が**コレラ**を起こすわけではない。コレラ菌はLPS抗原からO抗原，鞭毛抗原からH抗原が存在する。これらの組み合わせから160以上の血清型が知られていて，このうちコレラを起こすのは，O1とO139である。厚生労働省は，コレラはコレラ毒素産生O1とO139による急性感染性腸炎と定義している。歴史的にコレラは1817年の第1回目以来，7回の世界的流行が起きている。1992年のインドでの大流行はO139であったことから，O139によるコレラは新興感染症に相当すると考えられている。

　コレラ菌は経口的に感染し，1日以内の潜伏後に下痢を主症状として発症する。重症の場合には，不安感に続き，下痢と嘔吐が始まり，ショックにおちいる。大量の水様の下痢と嘔吐が起こる。この下痢便は"米のとぎ汁様（rice water stool）"にたとえられ白色～灰白色で，その量は1日で数～数10リットルにも及ぶ。したがって，大量の下痢便の排泄にともない高度の脱水状態となる。さらに，眼が落ち込み頬がくぼむいわゆる"コレラ顔貌"に，また皮膚は乾燥して弾力がない"洗濯婦の手（washwoman's hand）"，腹壁の皮膚をつまみ上げると元に戻らない"スキン・テンティング（skin tenting）"を呈する。適切な治療を行わないと致死率は60％を超えることもある。通常，発熱と腹痛はともなわない。

　この下痢はコレラ毒素による。この毒素はAサブユニットとBサブユニットが各々の役割をはたしながら下痢を起こす。コレラ毒素はBサブユニットを介して小腸に吸着して細胞の中に取り込まれる。その後Aサブユニットのみが切り離されてこれが小胞体までいき，最終的にはアデニル酸シクラーゼ（酵素）を活性化することで，cAMPレベルを上昇させて腸粘膜からの水分の分泌亢進を起こさせる。治療として重要なことは水と電解質の補給である。これにニューキノロン系薬剤，テトラサイクリンやドキシサイクリンを投与することで治療期間が短縮される。

File 30 コレラ毒素の作用機序

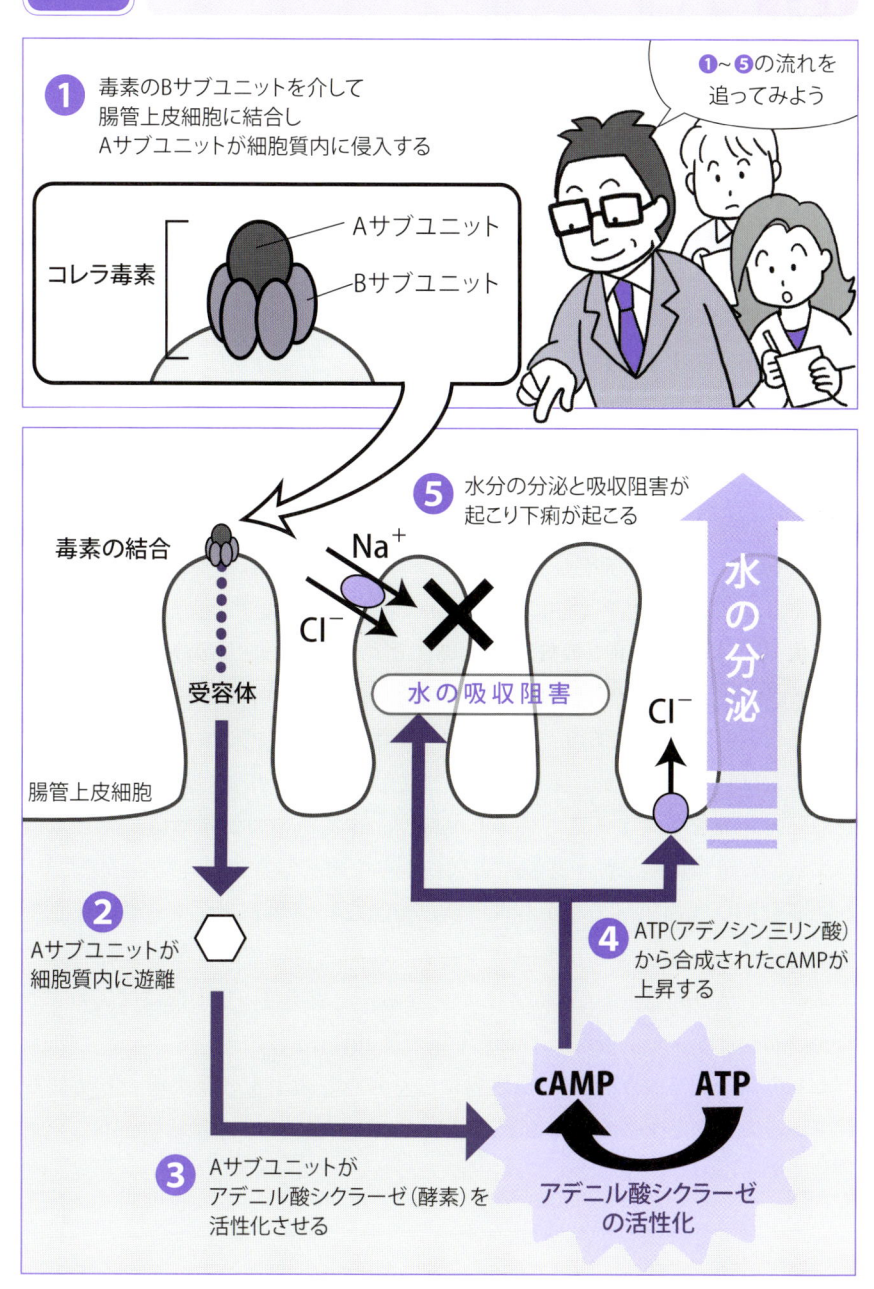

❶～❺の流れを追ってみよう

❶ 毒素のBサブユニットを介して腸管上皮細胞に結合しAサブユニットが細胞質内に侵入する

コレラ毒素
- Aサブユニット
- Bサブユニット

毒素の結合
受容体
腸管上皮細胞

❺ 水分の分泌と吸収阻害が起こり下痢が起こる

Na^+
Cl^-
水の吸収阻害
Cl^-
水の分泌

❷ Aサブユニットが細胞質内に遊離

❸ Aサブユニットがアデニル酸シクラーゼ（酵素）を活性化させる

❹ ATP（アデノシン三リン酸）から合成されたcAMPが上昇する

cAMP ATP
アデニル酸シクラーゼの活性化

5-12 炭疽菌と納豆菌が存在するバシラス属

バイオテロに用いられた菌

　納豆は大豆を納豆菌で発酵させた，日本古来の発酵食品である．納豆菌の学名は *Bacillus subtilis* var. *natto* である．**炭疽**は**炭疽菌**（*Bacillus anthracis*）が原因となる．いずれの菌も *Bacillus* 属菌種である．

　***Bacillus* 属**はグラム陽性で芽胞を形成する桿菌である．芽胞は *Bacillus* 属と *Clostridium* 属にみられるもので，菌体の外側を覆う厚い層である．芽胞は高温と乾燥などの抵抗に耐える性質をもっているため，100℃でも殺菌されず，また消毒用アルコールでも効果がない．

　炭疽菌は土壌などの環境中に芽胞として長期間存在している．この環境中の芽胞がウシやウマなどの草食動物に感染すると発芽して，体内で増殖し炭疽を発症する．ヒトは炭疽を発症した動物あるいは汚染糞便などと接触することで感染するが，ヒトからヒトへの直接的な感染はない．炭疽は，1）**皮膚炭疽**，2）**腸炭疽**，3）**肺炭疽**の3つの病型に分かれる．自然感染の大部分が皮膚炭疽である．この菌は皮膚から直接は侵入せずに傷口から体内に侵入し，重症例での致死率は約10〜20％である．腸炭疽は汚染動物の肉を摂取することで発症する．病変は盲腸にみられ，重症化すると致死率は25〜50％になる．肺炭疽は，飛散した芽胞を吸入することにより発症し，未治療での致死率は90％以上に達する．炭疽菌は病原性や芽胞の耐久性から生物兵器として研究されており，1979年に旧ソ連の軍事施設から炭疽菌が漏洩して64名が死亡する事故が発生している．2001年のアメリカ同時多発テロに引き続いて炭疽菌の芽胞を郵送するバイオテロの発生も記憶に新しい．なお，皮膚炭疽の病変部には炭のようなかさぶたができる．炭疽はギリシャ語の炭anthraxに由来している．

　セレウス菌（*B. cereus*）も自然界に広く分布し食中毒の原因菌として知られている．下痢を主症状とする下痢型と嘔吐を主症状とする嘔吐型がある．下痢は毒素タンパクによる．

File 31 炭疽菌の芽胞とライフサイクル

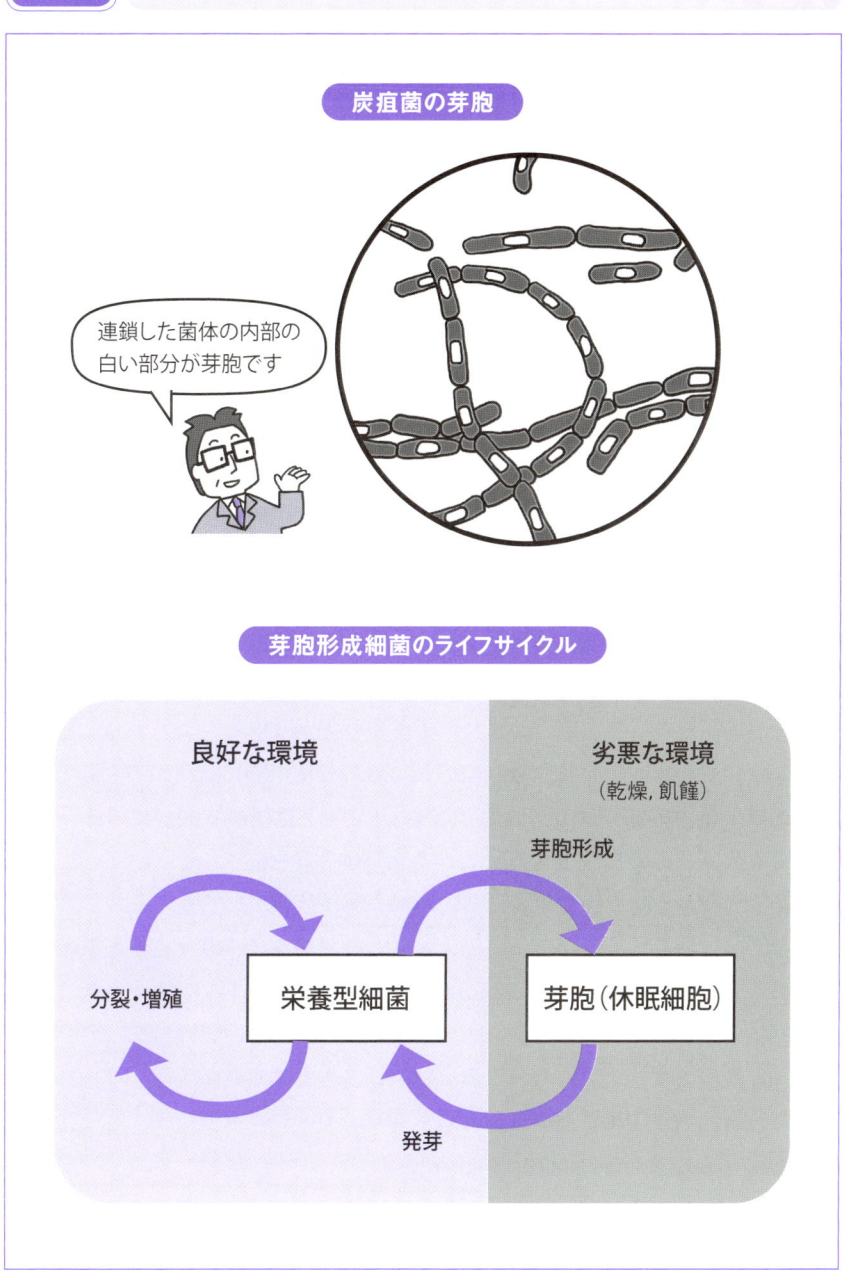

炭疽菌の芽胞

連鎖した菌体の内部の白い部分が芽胞です

芽胞形成細菌のライフサイクル

良好な環境 ／ 劣悪な環境（乾燥，飢饉）

分裂・増殖 → 栄養型細菌 ⇄ 芽胞（休眠細胞）

芽胞形成／発芽

Chapter 5-13 空気があると生きられない細菌

好気性菌と嫌気性菌

　微生物は酸素がないと呼吸ができないと思うだろうが，逆に酸素があると生きられない微生物もある。われわれの常識から考えるとまったく逆である。第2章（p.20）でも述べたが，これを「嫌気性菌」と呼ぶ。代表的な細菌として，**クロストリジウム属**や**アクネ菌**がある。微生物は栄養を取り入れて増殖するときに，食べかすとして活性酸素を産生する。活性酸素は細胞に損傷を与える物質であるから，これを排除するために細胞内で活性酸素を分解する酵素カタラーゼがつくられる。化学式で表すと，$2H_2O_2 \rightarrow 2H_2O + O_2$ であるから，水と酸素に分解されるのがわかる。空気が必要な「好気性菌」は，カタラーゼをつくれるので細胞内の活性酸素を排除できる。ところが，嫌気性菌は活性酸素分解酵素がつくれないので，空気があると死滅してしまうのである。

　クロストリジウム属の中には病原菌がいくつか存在する。嫌気性の食中毒菌の代表例は**ボツリヌス菌**（*Clostridium botulinum*）である。菌種名はラテン語でソーセージを意味する"botulus"に由来している。これは，腸詰による食中毒があったからである。つまり，腸詰や真空パックにしたハムなどは嫌気状態なので，これはこの菌が好む環境となる。製造の際に滅菌が不十分であると，この菌は耐久性にすぐれた芽胞の状態で生き延びることができる。しかも，この菌は，毒素を産生する。この毒素は非常に強力で，摂取後8〜36時間で，吐き気，おう吐や視力障害，言語障害，嚥下困難（物を飲み込みづらくなる）などの神経症状が現れる。重症化すると呼吸麻痺により死亡することもある。ほかには，**破傷風菌**（*Clostridium tetani*）がある。この菌は土壌などの自然界に広く存在し傷口から体内に侵入し，その後体内で神経毒を産生する。これにより強直性けいれんが起こる。治療はこの毒素を抗体を用いて中和することである。予防にはワクチンが有効である。その他にも食中毒を起こす**ウェルシュ菌**（*Clostridium perfringens*）もある。

File 32 クロストリジウム属菌による感染症

クロストリジウム属菌による主な感染症

和名 細菌名	感染症	症状
破傷風菌 C. tetani	破傷風	運動神経活動の亢進，けいれん
ボツリヌス菌 C. botulinum	食中毒（毒素型）	神経伝達遮断，弛緩性麻痺
ウェルシュ菌 C. perfringens	ガス壊疽 食中毒（毒素型）	創傷部位の筋肉の壊死 下痢
ディフィシル菌 C. difficile	偽膜性大腸炎	下痢，腹痛，発熱

好気性菌と嫌気性菌

偏性好気性菌
酸素がないと生きられない
バシラス属や結核菌など

通性嫌気性菌
酸素があってもなくても生きられる
多くの腸内細菌やブドウ球菌など

偏性嫌気性菌
酸素があると生きられない
クロストリジウム属
バクテロイデス属
など

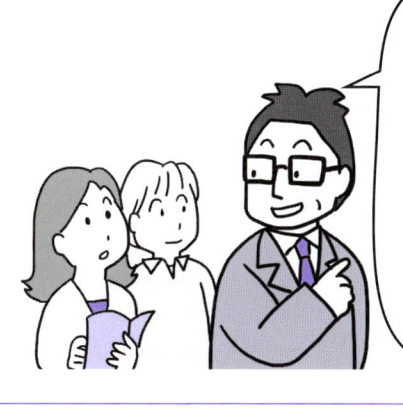

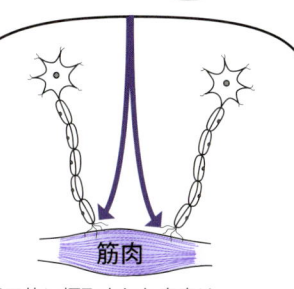

経口的に摂取された毒素は小腸を経由して神経筋接合部位や副交感神経シナプスに達します
ここで神経伝達が遮断されるため運動神経の弛緩性麻痺が起こります

Chapter 5-14 結核は古くて新しい病気

世界で最も深刻な感染症のひとつ

結核の病原体である**結核菌**（*Mycobacterium tuberculosis*）は，近代細菌学の父ともいわれるロベルト・コッホにより1882年に発見された。WHOによれば，毎年約900万人が発病し100万人以上が亡くなっている世界で最も深刻な感染症の1つに位置づけられている。日本でも，1940〜1950年は死亡原因の1位が結核であったが，抗結核薬の登場によりその数は徐々に低下してきた。それゆえに，「結核は昔の病気」といわれてきたが，1997年には患者数は再び上昇に転じたため，政府は「**結核緊急事態宣言**」を出し注意喚起を行ってきた。患者数がいったん減少したが再び上昇した感染症を「**再興感染症**」と呼ぶ。現在の日本の結核罹患率は10万人あたり18人であるが，これは欧米に比べると数倍以上の高さである。

結核菌はグラム陽性であり，細胞は脂質に富む厚い細胞壁により構成されている。そのため，染色されにくいが，ひとたび染色されるとなかなか脱色されづらい性質を示す。このことから結核菌を「**抗酸菌**」と呼ぶこともある。

感染は結核患者の咳を吸い込むことにより始まる。吸入された結核菌は肺胞に達すると食細胞であるマクロファージに貪食されるが，食細胞自身の殺菌作用に抵抗性を示す。感染をうけても多くは発症しないが，結核菌は長期にわたってからだの中に潜伏する。ヒトによっては数10年後に発症することもある。

結核の治療は，薬の効果を最大限に発揮させ，また耐性菌を出現させないために第三者により患者が確実に服用したことを確認する方法として「**直接監視下化学療法**（DOTS：Direct Observed Treatment, Short-course）」が行われるようになり，治療効果をあげている。結核菌に有効な化学療法薬として，イソニアジド，リファンピシン，エタンブトール，ストレプトマイシンとピラジナミドの5剤が第1選択薬となっている。しかし，近年複数の薬剤に同時に耐性を示す「**多剤耐性結核菌**」が出現し，世界中で深刻な問題となっている。最も有効な予防は**BCGワクチン**の接種である。これは，結核菌の仲間で病原性の弱い菌をワクチン用に開発したものである。

File 33 結核菌は長期にわたってからだの中に潜伏する

結核菌は飛沫感染する

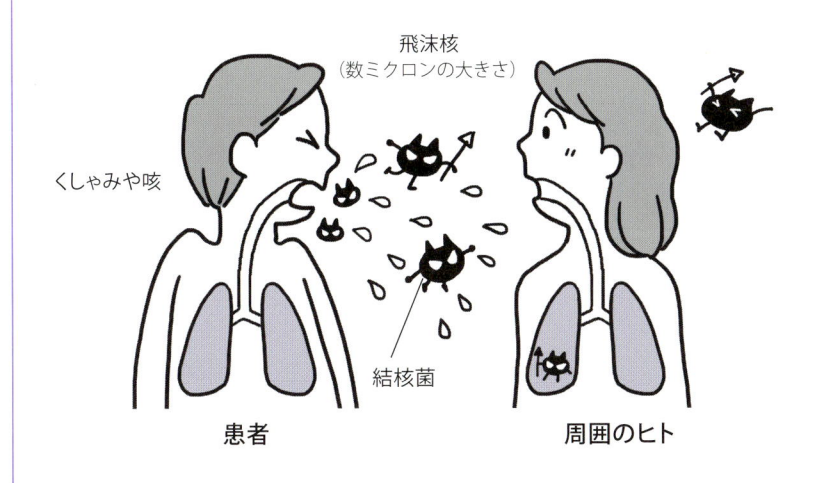

飛沫核
(数ミクロンの大きさ)

くしゃみや咳

結核菌

患者　　　　　周囲のヒト

結核菌は細胞内寄生菌である

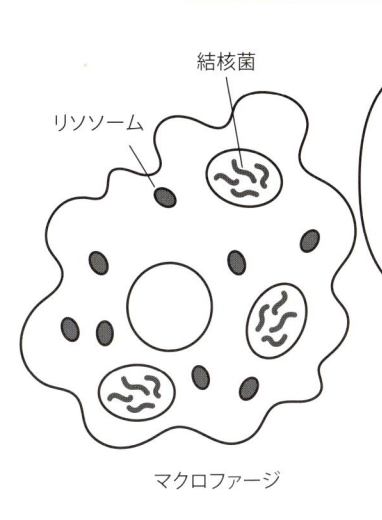

リソーム

結核菌

マクロファージ

通常, マクロファージに病原菌が貪食されるとリソームと細菌は融合し, 病原菌は殺菌されます
ところが, 結核菌はリソームとの融合を阻害することができます
この結果, ヒトの体内で長く生き続けることができます

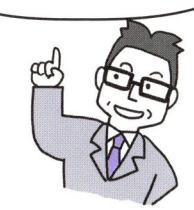

Chapter 5-15 細胞壁のない細菌，マイコプラズマ

遺伝子数や細胞を構成するパーツが少ない細菌

　寒天に栄養素だけをいれた培地（無細胞人工培地）で増殖できる一番小さい微生物が**マイコプラズマ**（*Mycoplasma*）である．小さいということは，所有する遺伝子の数も少ない．実際にこの属の中には遺伝子数が約500しかない菌も存在する．これはブドウ球菌の1/5程度である．遺伝子情報が少ないということは，細胞を構成するパーツも他の細菌よりも少ない．大きな特徴は細胞壁がないことである．形態は球状で，細胞質は3層の細胞膜で覆われた構造である．遺伝暗号コドンも変わっている．コドンの変化は生物にとって致死的であるから生物種によらずに普遍であると考えられていたが，マイコプラズマには例外がある．コドンUGAは終止コドンであるが，マイコプラズマはこれをトリプトファンと翻訳してしまう．ヒトに病原性を示す菌は，**肺炎マイコプラズマ**（*M. pneumonia*）のみである．飛沫や接触感染により感染するがインフルエンザのような広範囲での感染はなく友達間での濃厚接触がより重要である．感染後，上気道，あるいは気管，気管支，細気管支，肺胞などの下気道の粘膜上皮を破壊し，咳が3〜4週間ほど続くのが特徴である．肺炎といっても，他の典型的な細菌性肺炎とは異なり重症化しない．このため，"異型肺炎"と呼ばれていたが，この肺炎の多くはマイコプラズマ肺炎であることがわかったため，"異型肺炎"という病名は使われなくなっている．罹患年齢は幼児期，学童期，青年期で7〜8歳にピークがある．そして，なぜかオリンピックの年に流行するため"**オリンピック熱**"とも呼ばれていたが，1988年以降は大きな周期的な流行はない．

　微生物学の試験問題で，「マイコプラズマ肺炎の治療薬はペニシリン系かマクロライド系か？」は良問である．これは答えを暗記していなくても解ける．マイコプラズマは細胞壁をもたない細菌なので，細胞壁合成阻害薬は効かない．したがって，ペニシリン系は×である．一般的な抗菌薬として，マクロライド系のエリスロマイシン，クラリスロマイシンなどを第1選択とする．

File 34　マイコプラズマは遺伝暗号をすり替える細菌

通常は終止コドンで翻訳は終わるのだが
マイコプラズマにかかると…

終止コドン

DNA　AGA … GAT … → UGA

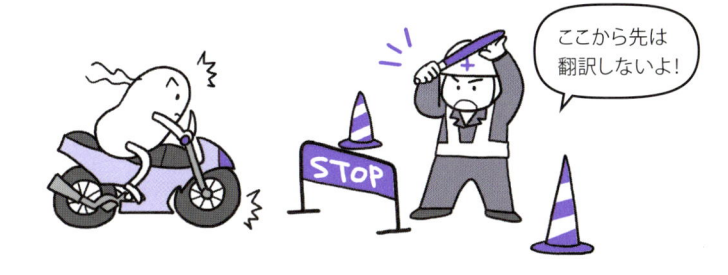

ここから先は翻訳しないよ！

…終止コドンは別の暗号に，すり替えられる

終止コドン

DNA　AGA … GAT … Trp

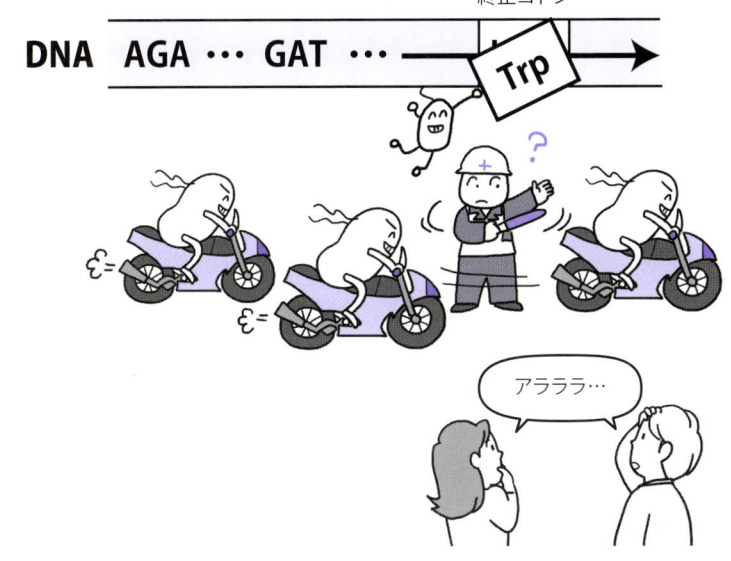

アラララ…

Chapter 5-16 宿主が必要な細菌リケッチア

リケッチアが引き起こす疾病

　リケッチア（*Rickettsia*）は動物細胞の中でしか増殖できず（リザーバー），また節足動物（ベクター）が媒介してヒトに感染するグラム陰性桿菌である。細胞の大きさは0.3〜0.8×0.8〜2.0 μmと細菌の中では小型である。人工培地では培養できない偏性細胞寄生菌であり，実験室ではネズミ，モルモットやウサギなどの培養細胞を用いて培養する。リケッチアは**発疹チフス**，**紅斑熱**と**つつが虫病**を起こす。以下にリケッチアが引き起こす疾病をみていこう。

1) **発疹チフス**：**発疹チフスリケッチア**（*Rickettsia prowazekii*）が原因となる。リザーバーはヒトであり，ベクターはコロモジラミである。シラミが吸血すると排便をし，ヒトの引っかき傷などにこの糞便が侵入することによって感染する。6〜15日の潜伏期を経て発熱し，頭痛や発疹が出る。感染後，通常は長期間の免疫ができるため再感染は起こさないが，この菌が体内に残って再び発症することがある（**ブリル・ジンサー病**と呼ぶ）。

2) **紅斑熱**：**ロッキー山紅斑熱リケッチア**（*R. rickettsia*）と**日本紅斑熱リケッチア**（*R. japonica*）が原因となる。名前が示すとおり，発見の地名が発症地域に相当する。発疹チフスとは異なり，リザーバーとベクターが同じマダニである。この細菌はダニの体内で増殖し唾液をとおしてヒトへ感染する。また，ダニの卵巣で増殖した場合は，ダニの子孫へとうけつがれる（垂直伝播）。2〜8日の潜伏期を経て発熱や頭痛が現れる。

3) **つつが虫病**：**つつが虫病オリエンチア**（*Orientia tsutsugamushi*）が原因となる。以前は，リケッチア属に分類されていたが新しくオリエンチア属に移行した。両属ともリケッチア科に属する。つつが虫がリザーバーとベクターをかねている。つつが虫は卵から孵った幼虫のときにだけヒトを刺してその組織液を吸い，その後は土中で生活をする。発熱，刺し口，発疹が主要3徴候である。

　いずれの疾患もテトラサイクリン系の抗菌薬が有効である。なお，*Rickettsia*という名称は，発疹チフスの研究に従事しそれが原因で亡くなったハワード・テイラー・リケッツ（Howard Taylor Ricketts）の名に由来している。

File 35 リケッチアは動物細胞の中でしか増殖できない

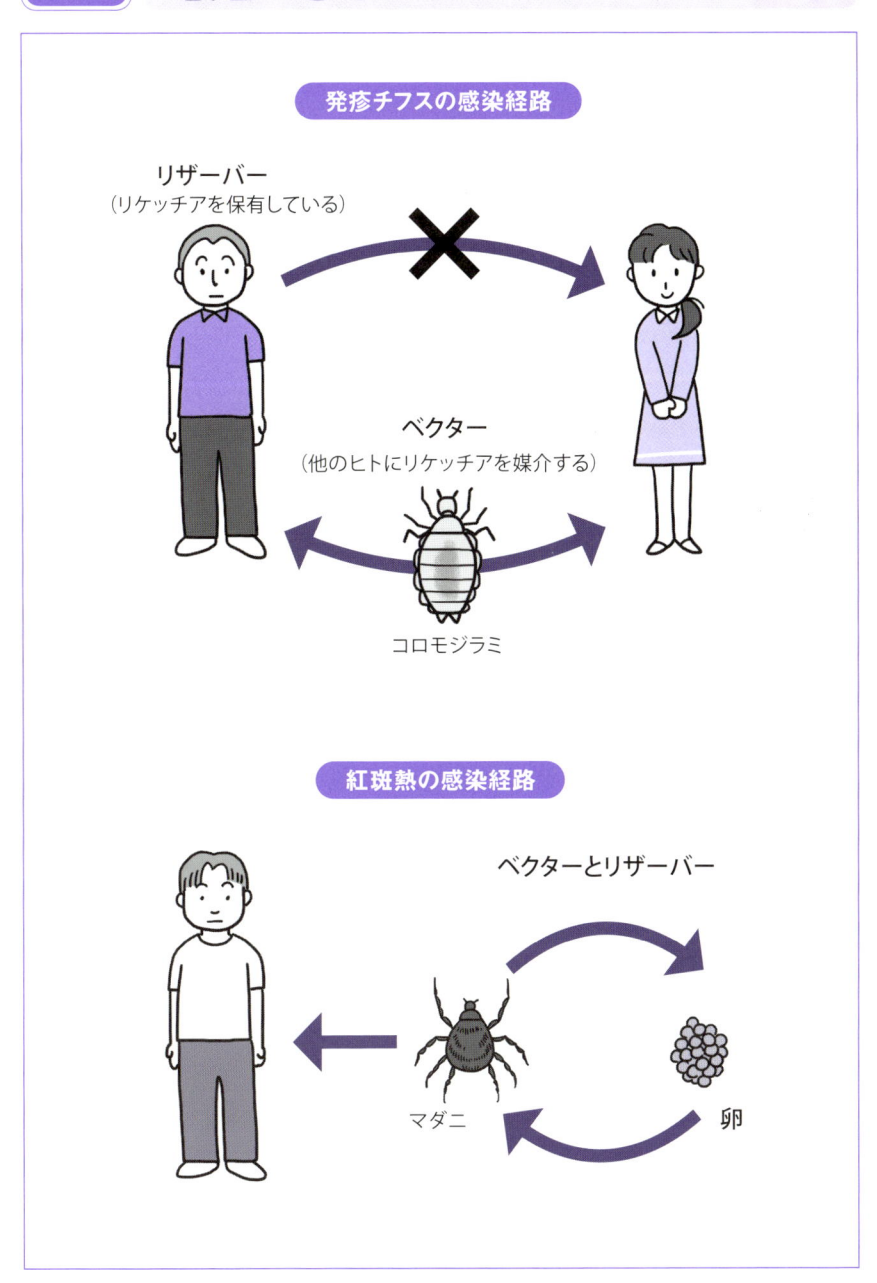

発疹チフスの感染経路

リザーバー
（リケッチアを保有している）

ベクター
（他のヒトにリケッチアを媒介する）

コロモジラミ

紅斑熱の感染経路

ベクターとリザーバー

マダニ　卵

81

Chapter 5-17 若年層に広がる性感染症

性感染症の現状

　性体験の低年齢化および若年層における性経験率は増加している。2005年の東京都の調査によると高校生の性経験率は男子で30％以上，女子で40％以上であった。これにともない性感染症の罹患も低年齢化していると推測できる。実際に，5,000人の高校生を対象にしたある調査によると**クラミジア感染症**の感染率は男子が約7％，女子が13％であった。つまり高校生10人に約1人がクラミジアに感染していることになる。性感染症は性行為によって感染する感染症のことである。"性により感染する病気"を英語にするとsexually transmitted diseasesとなることから，性感染症を**STD**と呼ぶことも多い。性行為が原因であるから，治療は男女併せて行うことになる。最大の予防は不特定多数との性交渉をひかえることとコンドームの使用である。微生物学的に分類すると，細菌，ウイルスと原虫が原因になる感染症がある。

1) **細菌による性感染症**：最も多いSTDが*Chlamydia trachomatis*による性器クラミジア感染症である。特に10代の女性の感染率が高く，また妊婦の3～5％が保菌者である。男性では尿道炎が最も多く，女性では子宮頸管炎などを起こし不妊にもつながる。**梅毒**は梅毒トレポネーマ（*Treponema pallidum*）によるSTDで世界中に分布している。この菌は人工培地で培養することはできず，唯一ウサギの睾丸内で培養が可能である。3週間，3か月，3年と時間により症状が変わり，さらに進行すると中枢神経にも症状が現れる（神経梅毒）。ペニシリンが有効である。**淋菌感染症**は，**淋菌**（*Neisseria gonorrhoeae*）が原因となる。

2) **ウイルスによる性感染症**：第6章（p.96）でも述べるが**ヒトパピローマウイルス**（HPV）による**尖圭コンジローマ**や**単純ヘルペスウイルス**による**性器ヘルペス**がある。**ヒト免疫不全ウイルス（HIV）感染症**は，男性間の同性愛者に多いが異性間でも感染する。世界で3,000万人以上が感染している。日本での患者数は世界的には少ないが，減少しないのが問題である。

3) **原虫による性感染症**：*Trichomonas vaginalis*が原因として，主に女性が膣炎や尿道炎を起こす（**膣トリコモナス症**）。メトロニダゾールを投与する。

File 36 性感染症の年齢分布と病原菌の種類

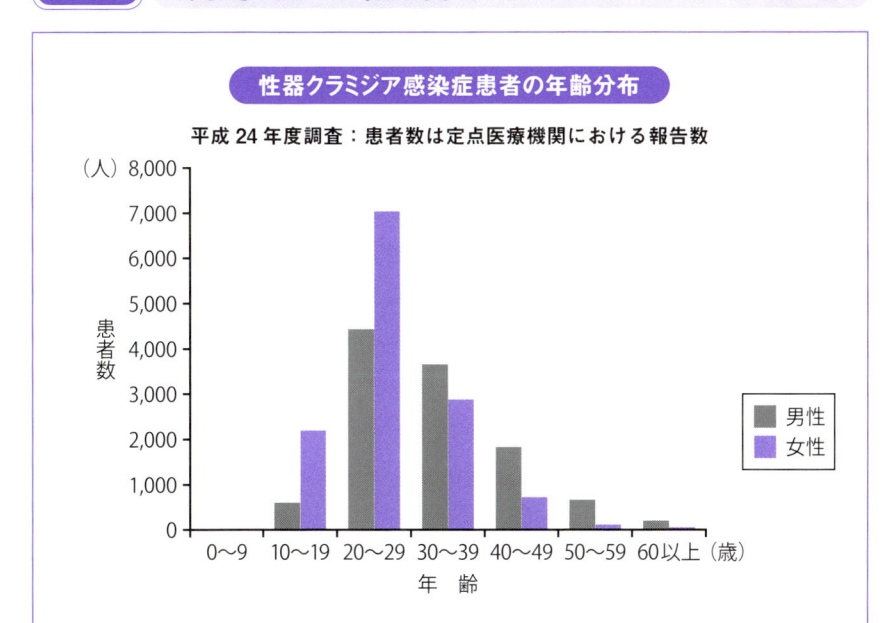

性器クラミジア感染症患者の年齢分布

平成24年度調査：患者数は定点医療機関における報告数

（厚生労働省 平成24年度調査の統計をもとに著者がグラフ化）

STDの種類と病原菌の出やすい場所

	精液	腟分泌液	外陰部	肛門・直腸	便	血液	ノド	口唇	だ液
クラミジア	●	●	●	●	◐		●		●
梅毒		●	●	●		◐	◐	◐	
淋菌	●	●	●	●			●		●
尖圭コンジローマ			●	●					
ヘルペス	◐	●	●	●			●	●	
HIV	●	●		◐		●			
トリコモナス	●	●	●						

● 多い　◐ よく出る　◐ 出ることがある

Chapter 5-18 医薬品としても使われる乳酸菌

自然界にも体内にも存在する菌

　乳酸菌は乳酸を産生する細菌の総称であり，広く一般的に用いられているが微生物学上の用語ではない。発酵食品は健康によいという考えから，乳酸菌の研究は古くから行われてきた。乳酸菌はグラム陽性で球菌と桿菌が存在する。また乳酸発酵の方法から，乳酸だけを産生する**ホモ乳酸菌**と乳酸以外のアルコールや酢酸を産生する**ヘテロ乳酸菌**に便宜的に区別されている。乳酸菌は自然界にも広く存在しているが，ヒトの腸管，口腔や腟内に常在し健康増進に寄与している。一般に健康との関係が示唆されている乳酸菌が，**ラクトバシラス属**（*Lactobacillus*），**ビフィドバクテリウム属**（*Bifidobacterium*）や**エンテロコッカス属**（*Enterococcus*）などである。

1) **腸内の乳酸菌**：健康なヒトの腸内に常在するラクトバシラス属やビフィドバクテリウム属を"**善玉菌**"と呼ぶ場合がある。これはヨーグルトを日常的に摂取している地域に長寿者が多いことにも起因している。このことから，腸内細菌叢のバランスの改善や維持のために生きた乳酸菌を摂取する，いわゆる"**プロバイオティックス**"という概念が現れた。整腸作用を目的とした特定保健用食品として乳酸菌ヨーグルトが認可されている。

2) **口腔内の乳酸菌**：口腔内にも多くの乳酸菌が存在している。う蝕（虫歯）の原因は**ミュータンス菌**（*Streptococcus mutans*）であるが，口腔内の乳酸菌はう蝕の進行を促進すると考えられている。

3) **腟内の乳酸菌**：健康な成人女性の腟上皮細胞にはグリコーゲンが蓄積するが，乳酸菌はこのグリコーゲンを栄養として増殖する。乳酸発酵により腟内のpHが酸性になり外来の微生物の侵入を防ぐ役割がある。腟内の乳酸菌の発見者の名前にちなんで，**デーデルライン桿菌**と呼ぶこともある。

　抗菌薬を長期に投与した場合（特に，ペニシリン系，アミノグリコシド系，マクロライド系やテトラサイクリン系），患者の腸内細菌叢は破綻してしまい，下痢などの症状が現れることがある。そこで，細菌叢の乱れを直すために乳酸菌製剤が医薬品として開発された。菌はラクトバシラス属，ビフィドバクテリウム属やエンテロコッカス属である。

| File 37 | ヒトの腸管や腟内などで仕事をする乳酸菌 |

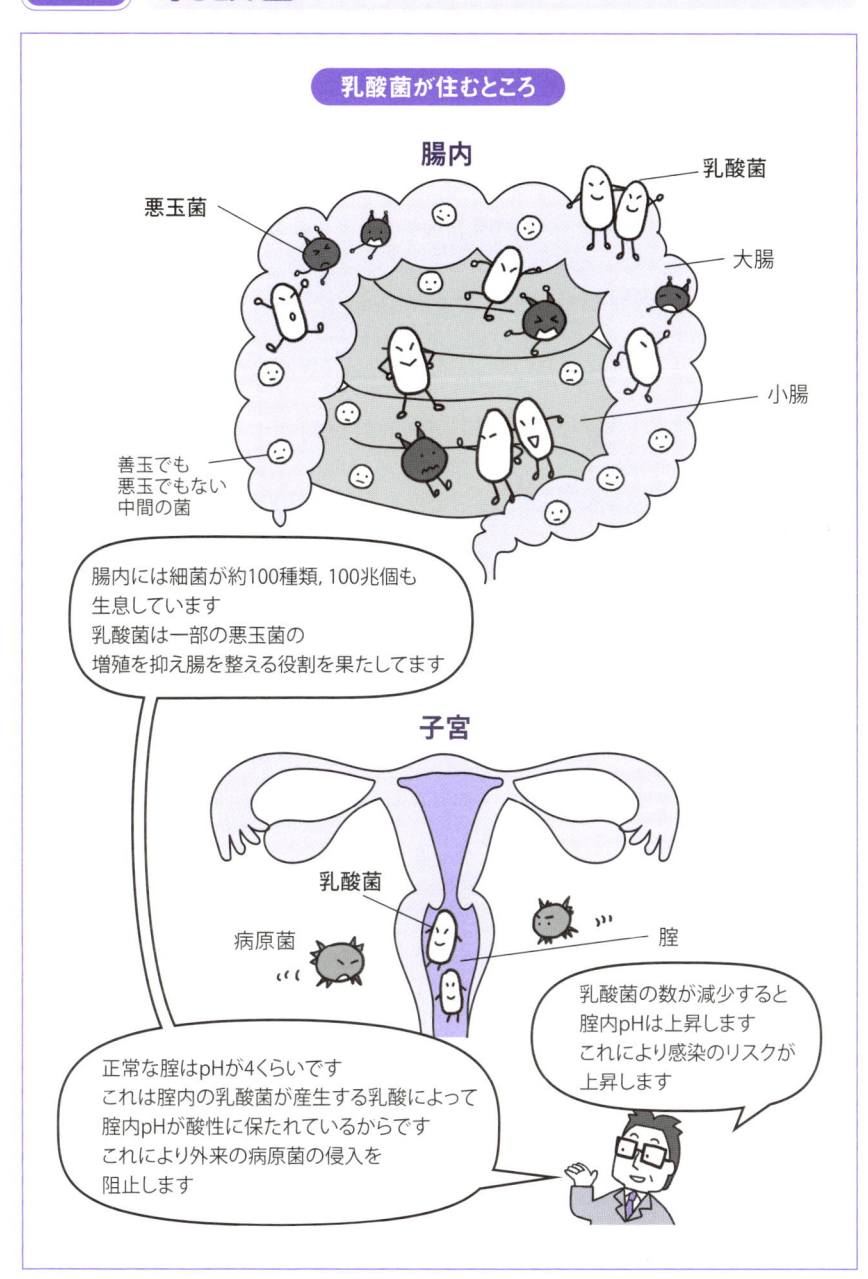

乳酸菌が住むところ

腸内

- 乳酸菌
- 悪玉菌
- 大腸
- 小腸
- 善玉でも悪玉でもない中間の菌

腸内には細菌が約100種類, 100兆個も生息しています
乳酸菌は一部の悪玉菌の増殖を抑え腸を整える役割を果たしてます

子宮

- 乳酸菌
- 病原菌
- 腟

正常な腟はpHが4くらいです
これは腟内の乳酸菌が産生する乳酸によって腟内pHが酸性に保たれているからです
これにより外来の病原菌の侵入を阻止します

乳酸菌の数が減少すると腟内pHは上昇します
これにより感染のリスクが上昇します

Column

毒が薬になる？

　腸詰や真空パックしたハムが原因となる食中毒がある。この原因菌がボツリヌス菌である(p.74)。この菌はA～G型に分類される毒素を産生するが、中でもA型が最も毒性が強く、ヒトに対する毒性は約1μgといわれている。この毒素は、神経終末に結合することによりアセチルコリンの放出を抑制する。これにより、神経筋伝達が阻害されて筋弛緩作用が引き起こされる。この作用から眼瞼けいれんの治療のための医薬品が開発された。眼瞼けいれんは眼の開け閉めに異常が起きた状態である。

　また、この毒素はワキの多汗症の治療にも用いる。汗を出す汗腺も神経によってコントロールされているため、同様にアセチルコリンの放出を抑制することにより神経伝達を阻害し、発汗抑制が期待できる。いずれの疾患でも眼あるいはワキの下に注射をする。注射といっても、ボツリヌス菌そのものではなく、精製された毒素を少量投与するので感染症の心配はない。1回の注射で数か月の効果が期待できる。

　一見すると人間にとって毒となる菌が視点を変えることで利益をもたらすことになる。大変興味深い。

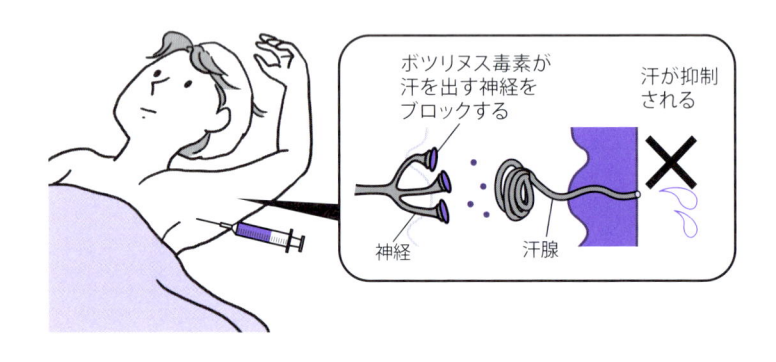

第 6 章

ウイルス学

ウイルスの性状と疾患への関与

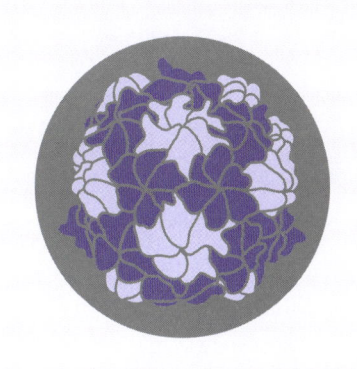

Chapter 6-1 総論（1）ウイルスが生きていくためには

宿主に寄生しなければ生きていけない

　微生物を目に見えない小さな生き物と定義すれば，ウイルスも微生物である．しかし，ウイルスは細胞としての構造をもたず核酸とタンパク質だけで構成されているので，生物とは必ずしもいえないとの意見もある．いわば粒子である．しかも自律増殖ができないために，生きるためにはヒトや動物などの宿主に寄生しなければならない．ウイルスは以下の性状を示す．

1) 大きさは数100 nm以下である．これは細菌よりも小さいので電子顕微鏡で観察する．
2) いろいろな代謝経路をもたないため，増殖するためには必ず宿主細胞にたよらなければならない．したがって，寒天だけの無細胞培地では増殖できない．
3) ゲノムはDNA型かRNA型のいずれか一方である．

　ウイルスは宿主の種類によって，**動物ウイルス**，**植物ウイルス**あるいは**細菌ウイルス（バクテリオファージ**とも呼ぶ）に大別される．あるいは核酸の種類によって，**DNA型ウイルス**あるいは**RNA型ウイルス**に分類することもできる．たとえば，B型肝炎ウイルスはヒトの肝細胞を宿主とするDNA型ウイルスであるが，A型肝炎ウイルスはRNA型ウイルスである．

　ウイルスの基本構造は，**核酸**（DNAかRNA）のまわりを**カプシド**と呼ばれるタンパク質の殻が覆うか，そのタンパク質が核酸と**複合体（ヌクレオカプシド）**を形成している．さらにその外側は**エンベロープ**により覆われている [File38]．ウイルス粒子全体を**ビリオン**と呼ぶ．小さいゆえに，保有する遺伝子の数も数個から100個位とほかの微生物と比較すると著しく少ない．

　球形のウイルスが多いが弾丸状（**ラブドウイルス**），正20面体（**アデノウイルス**），頭部と尾部からなる構造，あるいは松ぼっくりのような形など，形態は多様性に富んでいる．

File 38 ウイルスの構造と種類

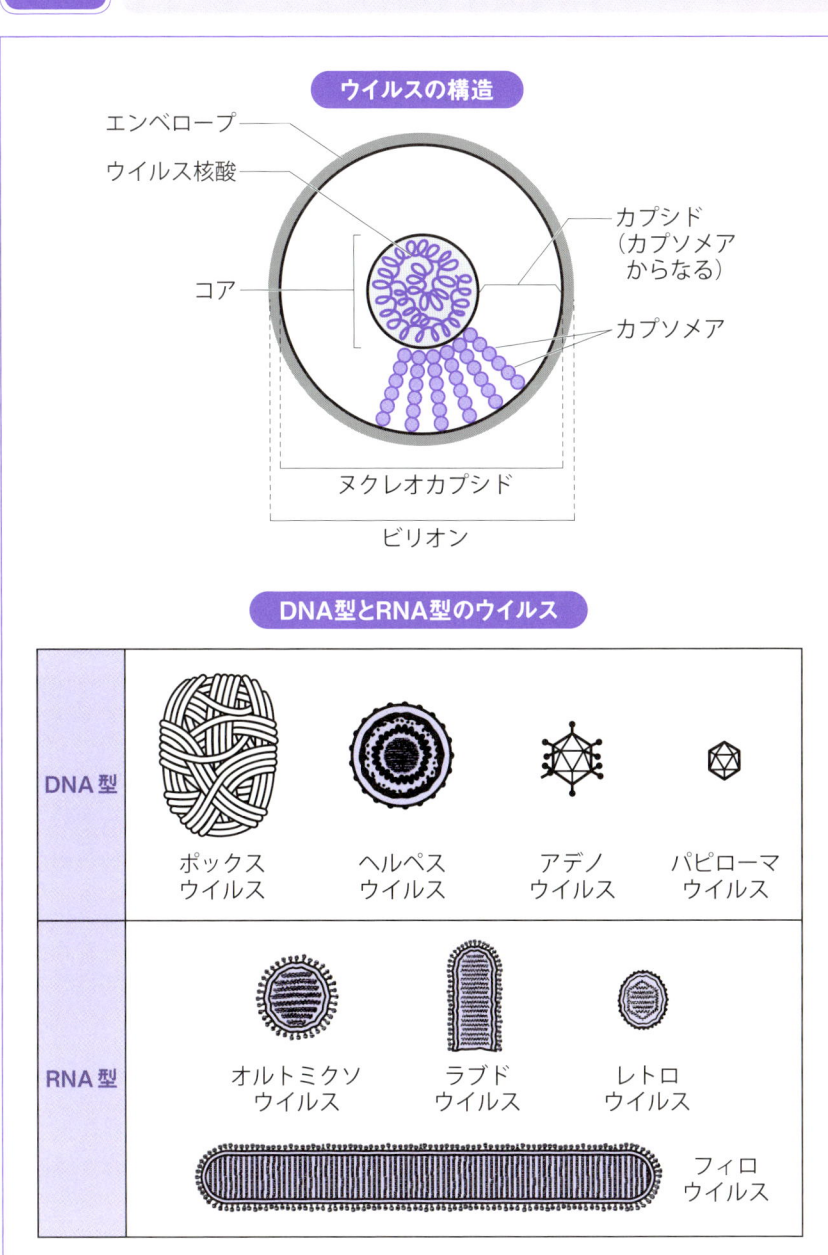

ウイルスの構造

- エンベロープ
- ウイルス核酸
- コア
- カプシド（カプソメアからなる）
- カプソメア
- ヌクレオカプシド
- ビリオン

DNA型とRNA型のウイルス

DNA型
- ポックスウイルス
- ヘルペスウイルス
- アデノウイルス
- パピローマウイルス

RNA型
- オルトミクソウイルス
- ラブドウイルス
- レトロウイルス
- フィロウイルス

Chapter 6-2 総論（2）ウイルスは宿主の機能を利用しながら生き延びる

ウイルスが増殖する巧妙な手口

ウイルスの増殖には，以下の過程を経る。

1) **ウイルスの宿主細胞への吸着**：ウイルスが増殖するための最初のステップである。ウイルスは宿主の特異的受容体を認識して結合するため，受容体のない細胞には結合することはできない。たとえば，ヒト免疫不全ウイルス（HIV）は，CD4陽性Tリンパ球（p.130）に結合する。

2) **宿主細胞へ侵入**：宿主細胞へウイルスが貫通するか，ウイルスエンベロープが宿主細胞質膜と融合することにより侵入する。

3) **脱殻**：ウイルスエンベロープやカプシドタンパク質を脱ぎ捨てて，宿主細胞内でウイルス核酸だけの状態になる。

4) **ウイルス核酸の複製**：新しいウイルス粒子を産生するには，ウイルスの遺伝情報をもとに自身の素材となるタンパク質および核酸を合成・複製しなければならない。通常，タンパク質の産生は，DNAの情報がRNAに転写され，さらにアミノ酸へと翻訳されることにより行われる。ところがゲノムがRNAのウイルスは，すぐさま直接アミノ酸へと翻訳することができる。HIVのゲノムはRNAであるが，RNA情報をいったん，DNAに転写（通常とは逆の反応なので，**逆転写**※と呼ぶ）してからアミノ酸への翻訳を行うめずらしいウイルスも存在する。これらの反応もできる限り宿主細胞の機能を利用する。たとえば，DNAからRNAへの転写はRNAポリメラーゼにより行われるが，この酵素はヒトももっているので，それを利用してしまう。ヒト細胞はHIVのようにRNAをDNAに転写することはしない（できない）ので，ここだけはウイルス自身が必要な酵素（**逆転写酵素**：RNA依存DNAポリメラーゼ）を産生する。つまり利用できることは利用し，できないことだけ自ら行うのである。

5) **ウイルス粒子の成熟と放出**：各々の素材ができあがったらそれらが細胞内で組み立てられて，細胞外に放出される。

※**逆転写**：レトロウイルスの項で図示する［File43］。

File 39 ウイルスの増殖過程

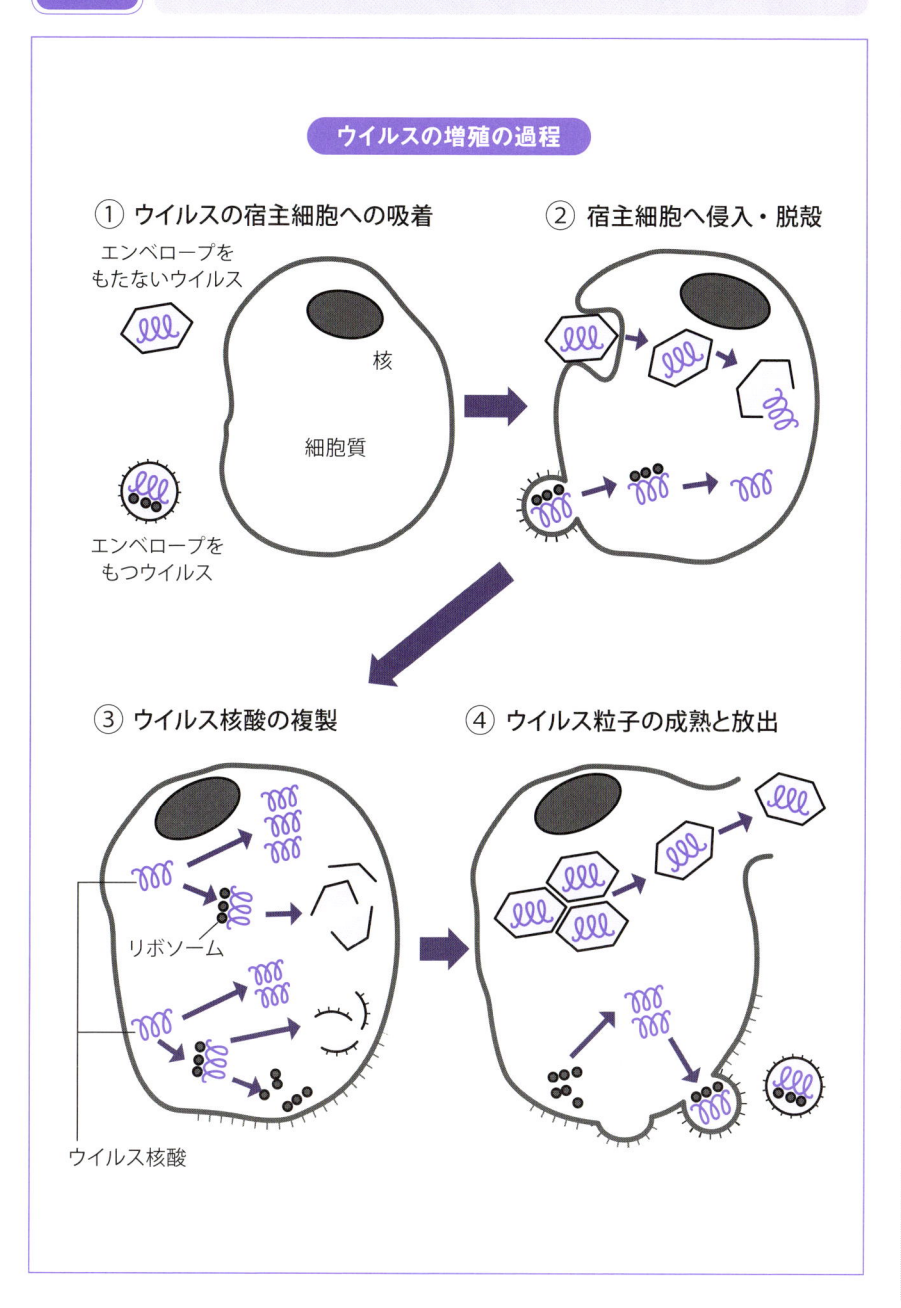

ウイルスの増殖の過程

① ウイルスの宿主細胞への吸着

エンベロープを
もたないウイルス

核

細胞質

エンベロープを
もつウイルス

② 宿主細胞へ侵入・脱殻

③ ウイルス核酸の複製

リボソーム

ウイルス核酸

④ ウイルス粒子の成熟と放出

6-3 地球上からの根絶に成功した痘瘡——ワクチンの発明

人類と痘瘡の長い戦い

痘瘡（天然痘） は，高い致死率と強い伝染力から疫病として紀元前より人々から恐れられていた。古代エジプトのファラオ，ラムセス5世のミイラからも痘瘡の痕がみつかっている。1770年のインドの流行では300万人が死亡している。日本でも明治時代には数万の死亡者を出していた。1958年に**世界天然痘根絶計画**がWHO（世界保健機構）総会で可決され，1980年にWHOは世界根絶宣言を行った。すなわち人類が痘瘡の危険から逃れることができたのだ。これは英国人医師であるエドワード・ジェンナー（Edward Jenner）が発明したワクチンによる功績である（1796年）。当時，英国では4万人以上が痘瘡で死亡していたが，ウシの乳搾りをして牛痘（ぎゅうとう）にかかった人はその後痘瘡にかからないという言い伝えがあった。そこで，彼は牛痘を少年に接種し，その後痘瘡を接種したが少年は痘瘡にはかからなかった。これが有効な予防法発見の瞬間であった。牛痘ウイルスは牛を宿主とするウイルスで，ヒトに感染しても重症化しない。ジェンナーの時代はウイルスの存在は発見されていないが，牛痘ウイルスも痘瘡ウイルスもポックスウイルス科に属し，そのDNAゲノム配列は非常に類似している。ジェンナーのワクチンはその後改良が加えられながら世界中で普及していった。彼は免疫学の父とも呼ばれている。

痘瘡ウイルスは，空気感染により気道から侵入しリンパ節を経て全身の皮膚や粘膜に到達し発疹が出る。重症型のウイルス株に感染すると，その死亡率は20～50％にも達する。現在は，地球上からこのウイルスは根絶されたため痘瘡について語られることはないかもしれないが，ワクチンの発明の契機となったことは歴史上重要である。ところで，根絶できないウイルスがある中でなぜ痘瘡ウイルスだけが根絶できたのだろうか。このウイルスにとってヒトだけが宿主であり，潜伏感染もない。これは患者を容易に特定できる。インフルエンザウイルスやHIVのように抗原が多様化していないため有効なワクチンの開発が容易だったなどの要因もかさなったことが根絶に寄与したと考えられる。

File 40 人類史上初のワクチン誕生

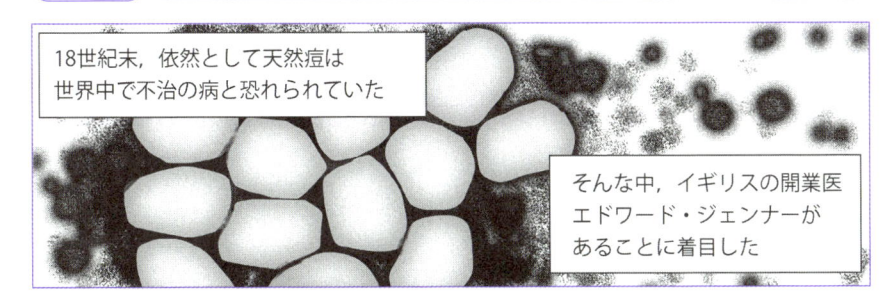

18世紀末，依然として天然痘は世界中で不治の病と恐れられていた

そんな中，イギリスの開業医エドワード・ジェンナーがあることに着目した

当時，牛痘にかかった牛の乳しぼりの女性には人痘（天然痘）にかからないことが知られていた

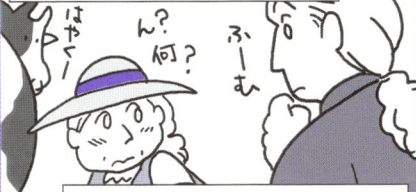

ジェンナーは牛痘によって人痘にかからない抵抗力のようなものができるのではないかと今でいう免疫システムを直感した

これを検証するために幾人かの人に牛痘を接種して人痘にかからないことを証明してみせた

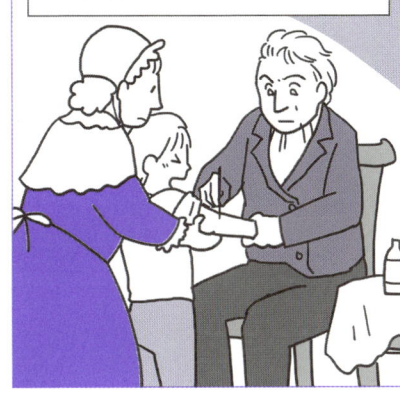

ジェンナーが発見した人類史上初のワクチンはその後改良が加えられながら普及し彼の偉業から約200年後の1980年に世界保健機関（WHO）は天然痘根絶宣言を行った

ワクチン（vaccine）という言葉はラテン語の牝牛（vacca）に由来しているんだよ

Chapter 6-4 潜伏と再活性を繰り返すヘルペスウイルス

潜伏感染と再活性化

ヘルペスウイルス（HSV）は，二本鎖DNAをゲノムとした正20面体構造をとる。ヒトに感染するヘルペスウイルスは8種類ある（下表）。HSV感染で重要なことは，潜伏感染と再活性化である。

HSV1とHSV2は，口腔などの局所感染粘膜で増殖し病変形成する（初感染）。その後，ウイルスは知覚神経を上行し，神経節に到達し潜伏する（潜伏感染）。ストレス負荷がかかるとHSVは再活性化し，知覚神経を下行し，初感染と同じ場所で再び病変を形成する。これを回帰発症と呼ぶ。HSV1は主に幼少期に唾液を介して，HSV2は思春期以降の性行為により感染する。

水痘（水ぼうそう）と**帯状疱疹**は，病名が違うが実は同じウイルス（HSV3）が原因となる。HSV3は気道粘膜から侵入し，肝臓・脾臓で増殖したあと，皮膚に水疱を形成する（水痘）。この水疱内には多くのウイルス粒子が認められる。水痘が治癒してもウイルスは全身の知覚神経節に潜伏するし，ストレス負荷によりウイルスが再活性化しからだの片側に強い痛みとともに帯状の紅斑・水疱が形成される。好発年齢は50歳以上の中年である。HSV1や2は再発を繰り返すが帯状疱疹は通常生涯に一度である。

治療は，アシクロビルやバラシクロビルなどの抗ヘルペス薬を用いる。これらの化学構造がヘルペスウイルスの核酸に類似しているため，ウイルスはこの薬を自身の素材と思って取り込み，その結果，DNA合成が阻害される。

表　ヘルペスウイルスと主な疾患

学名	通称名	主な疾患
HSV1	単純ヘルペスウイルスⅠ型	口唇ヘルペス，角膜ヘルペス
HSV2	単純ヘルペスウイルスⅡ型	性器ヘルペス
HSV3	水痘・帯状疱疹ウイルス	水痘，帯状疱疹
HSV4	エプスタイン・バーウイルス	伝染性単核症
HSV5	サイトメガロウイルス	間質性肺炎
HSV6	ヒトヘルペスウイルス6	突発性発疹，脳炎など
HSV7	ヒトヘルペスウイルス7	突発性発疹
HSV8	ヒトヘルペスウイルス8	カポジ肉腫

File 41 口唇ヘルペスウイルスの潜伏感染と再発

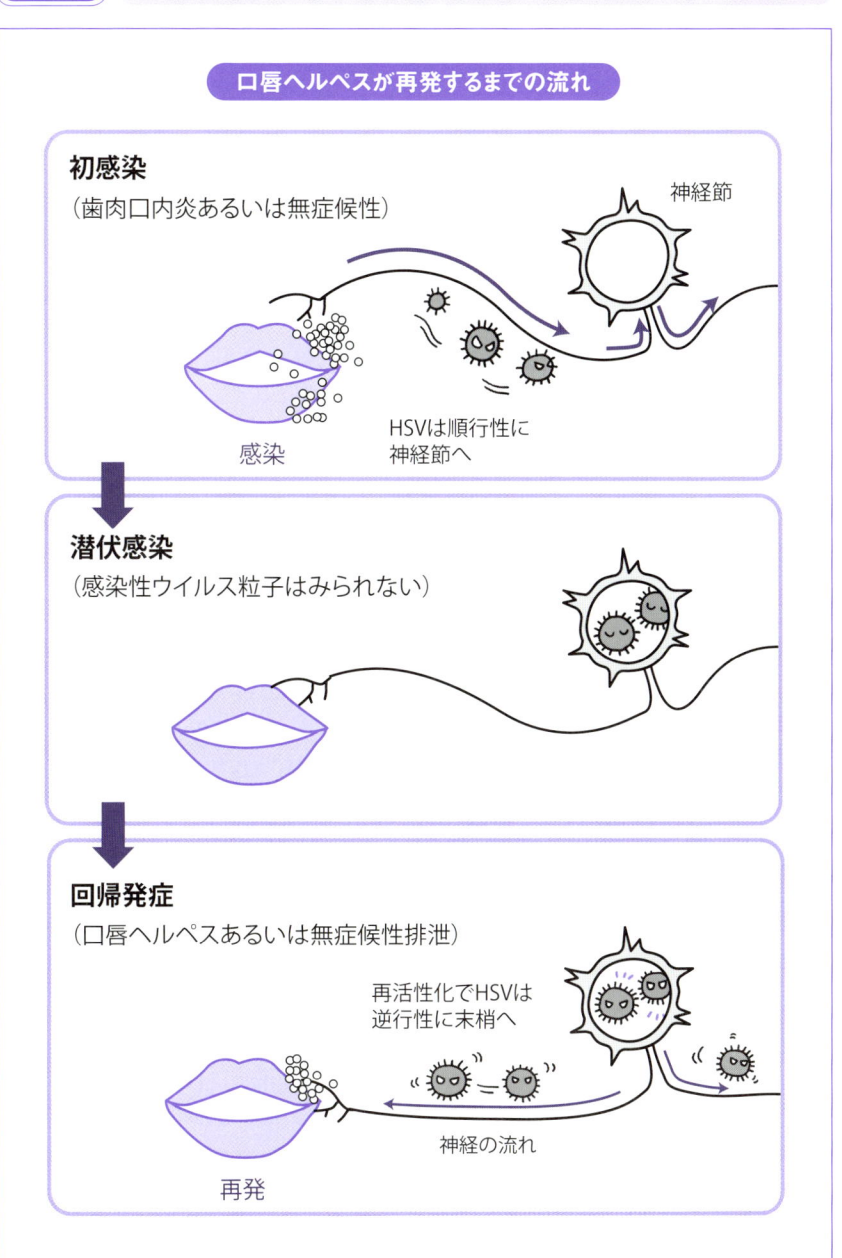

口唇ヘルペスが再発するまでの流れ

初感染
（歯肉口内炎あるいは無症候性）

感染
HSVは順行性に神経節へ
神経節

潜伏感染
（感染性ウイルス粒子はみられない）

回帰発症
（口唇ヘルペスあるいは無症候性排泄）

再活性化でHSVは逆行性に末梢へ
神経の流れ
再発

子宮頸がんの原因となるパピローマウイルス

Chapter 6-5

皮膚型と粘膜型の違い

　パピローマウイルス（HPV）のゲノムは二本鎖環状DNAからなり，正20面体の構造を示す。ウイルス名は，ギリシャ語のpapillo-（乳頭）と-oma（腫瘍），すなわち乳頭腫に由来する。感染部位は扁平上皮細胞である。

　HPVはさまざまな疾患に関与するが，それらは100以上ある遺伝子型（ゲノム型）と対応する。皮膚型は良性腫瘍で悪性化しないが，粘膜型は悪性腫瘍化し**子宮頸がん**や**陰茎がん**の原因となることがある。粘膜型感染症は性行為によって伝播するため，本症は性感染症に位置づけられる。

1）粘膜型感染症

- **尖圭コンジローマ**：陰茎，亀頭，陰唇部などに認められる疣贅（いぼ）であるが，悪性化することはない。原因ウイルスは，HPV6型と11型である。
- **子宮頸がん**：粘膜型HPVの中でも，悪性化の可能性の高い遺伝子型（高リスク型）と低い遺伝子型（低リスク型）が存在する。患者の90％以上は高リスク型HPVの感染による。この内の50％はHPV16型である。

2）皮膚型感染症

- **疣贅**：ウイルス性のいぼと呼ばれる**尋常性疣贅**（HPV2, 4型）と**扁平疣贅**（HPV3, 10型）がある。悪性化することはない。

　国内の子宮頸がんの罹患数は年間約1万人であり，主に20歳代後半から40歳前後が多い。HPV感染を起こしても免疫防御機構によりウイルスは排除されるが，一部のヒトでは感染が持続する（持続感染）。子宮頸部に異形成が生じその後，子宮頸がんへと進展する。

　HPV感染症の予防にはワクチンが有効である。これはHPV16および18型からウイルス様粒子を精製して作製した組換えワクチンである。ウイルスのDNAを含まないため接種しても体内で感染を起こすことはない。子宮頸がんと尖圭コンジローマに対して予防効果を示す。しかし，ワクチン接種による重篤な副作用も報告されている。

File 42 パピローマウイルスの感染と発症

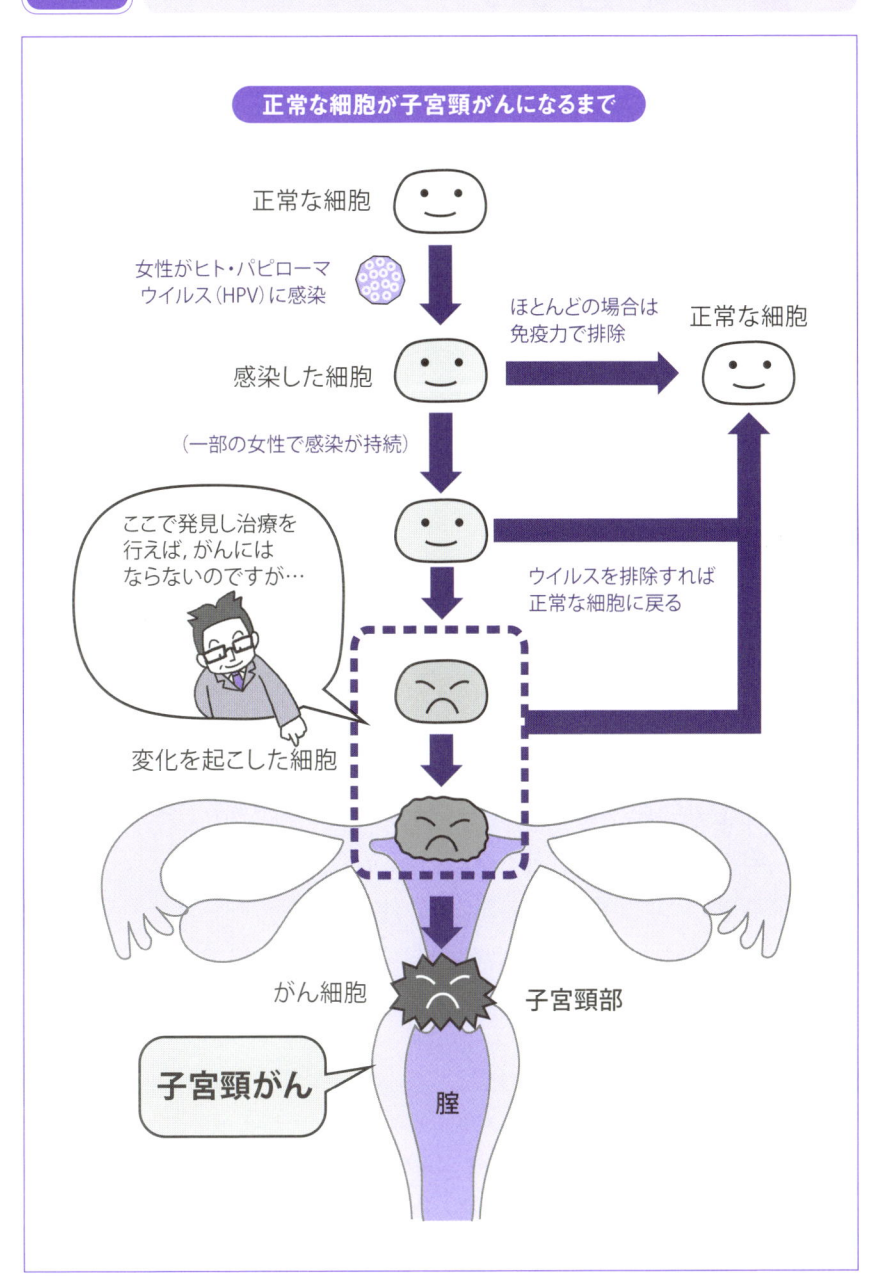

正常な細胞が子宮頸がんになるまで

正常な細胞

女性がヒト・パピローマウイルス（HPV）に感染

感染した細胞

ほとんどの場合は免疫力で排除 → 正常な細胞

（一部の女性で感染が持続）

ここで発見し治療を行えば，がんにはならないのですが…

ウイルスを排除すれば正常な細胞に戻る

変化を起こした細胞

がん細胞　子宮頸部

子宮頸がん　腟

6-6 RNAをDNAへと逆方向へ変えるレトロウイルス

逆転写の酵素をもつウイルス

　生き物は，DNAをRNAへ転写しそれをタンパク質へ翻訳する。ところがその逆の過程を経るウイルスが存在する。RNAからDNAへの転写は一般的な転写の逆であるから，これを**逆転写**と呼ぶ。この逆転写に関与する酵素をもつウイルスを**レトロウイルス**と総称する。Reverse transcriptaseをもつvirusからretrovirusの名がついた。ヒトの疾患に関与するレトロウイルスは，**ヒトT細胞白血病ウイルス**（HTLV-1, Human T-cell leukemia virus）と**ヒト免疫不全ウイルス**（HIV, Human immunodeficiency virus）である。HTLV-1は成人T細胞白血病，HIVは後天性免疫不全症候群（AIDS）の原因となる。

レトロウイルス粒子の構造

　ウイルス粒子は直径80〜100 nmの球形である［File43］。ウイルスのゲノムは2本のRNAからなる。これをヌクレオシドタンパクが取り囲み，さらにそれをカプシドタンパクが覆っている。ウイルスの複製に必要なRNAをDNAへ変える逆転写酵素と**ウイルスDNA**をヒト染色体DNAへ組み込む**インテグラーゼ**という酵素が存在する。また，ウイルスタンパク質の成熟に必要なタンパク質分解酵素である**プロテアーゼ**も含まれる。

レトロウイルスのライフサイクル

　ウイルスがヒト細胞の受容体を介して結合すると，ウイルスのエンベロープとヒト細胞膜との間で膜融合が起こる。これによりウイルスはヒト細胞へと侵入していく。逆転写酵素によりウイルスRNAはDNAへと転写される。次にウイルスが産生するインテグラーゼによりヒト染色体の中へ組み込まれる。こうなるとウイルスの遺伝情報とヒトのそれとは同じ扱いになるため，ヒトの転写やタンパク質翻訳機構によってさまざまな**ウイルスタンパク質**がつくられてその後，ヒト細胞膜で組み立てられる。このときに，ウイルスが産生するプロテアーゼがウイルスの成熟を助ける。完成したウイルス粒子はヒト細胞から切り離されて次の細胞へと感染していく。これが子孫をつくる過程である。

File 43 レトロウイルスのライフサイクル

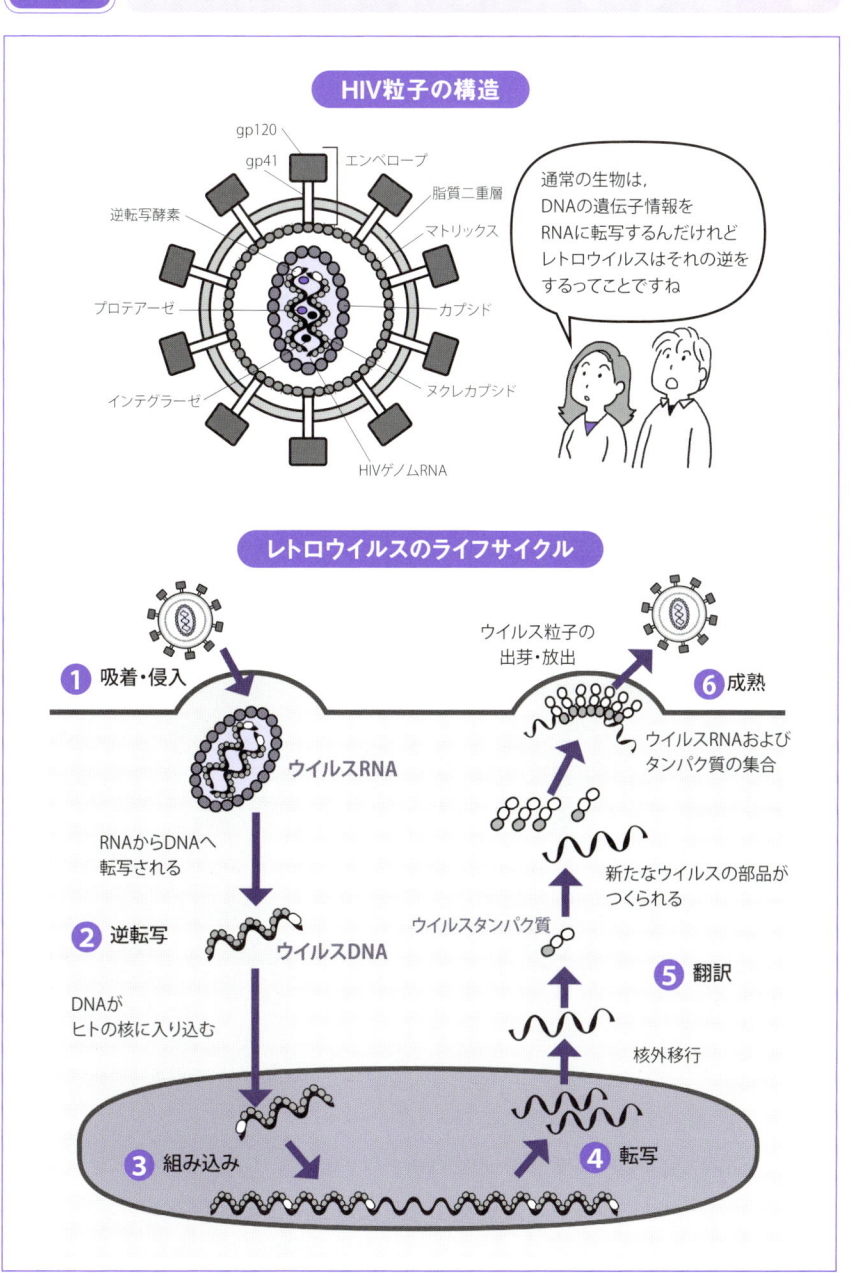

Chapter 6-7 HIVワクチンはなぜできないのか？

どんどん変異していくやっかいなウイルス

HIV感染症は，人類が遭遇したウイルス感染症の中でもとりわけ深刻である。1980年頃に米国で高度な免疫不全を呈する患者が報告された。この患者は男性同性愛者であった。原因の解析が行われ1983年にフランスのモンタニエ（Montagnier）とバレ＝シヌシ（Barré-Sinoussi）博士が，1984年に米国のギャロ（Gallo）博士が原因ウイルスを発見した。これがHIVである。第一発見者をめぐっては大きな論争が起きたが，フランスの研究者がHIV発見の業績で2008年にノーベル賞を受賞している。

現在までにエイズ（AIDS）を含むHIV感染者数は，全世界で3,400万人に達している。日本では累計で約2万人である。

人類はワクチンという武器を手にいれたことで，多くの病原体から身を守ることができた [File40]。しかし，これだけ深刻化しているHIVに対して，なぜワクチンができないのか？　もちろん，研究者は懸命に研究を行っている。

一番大きな問題はウイルスの多様性である。HIVに限らずウイルスは増殖速度が速く，あっという間に大量の子孫ウイルスをつくる。実際に，HIV感染患者のからだの中では10^9個以上のウイルス粒子が毎日つくられている。しかし，この子孫のすべてが親ウイルスと同じとは限らない。われわれが，多少の紫外線や化学物質にさらされても簡単に遺伝子の変異（あるいはがん化）が起きないのは，誤って生じた変異を修復するシステムがあるからである。ところが，ウイルスは変異の確率が高く（10^4〜10^5回に1回の頻度），しかもそれが修復されない。結果的に，変異したウイルスが産生されている。このため，HIV表面の抗体と結合する抗原もどんどん変化するため，せっかくつくったワクチンも効果がなくなってしまう。もちろん，HIVという特殊性を考えれば，他のワクチン開発で行われる生ワクチンなどありえない。

現在，世界各国で**HIVワクチン**の開発が行われている。主流となっている方法のひとつは，HIVの一部の遺伝子をヒトに無害なアデノウイルスやワクシニアウイルスに組み込んでこれをヒトに投与し，安全なHIVタンパク質を体内で産生させるものである。1日も早い開発を期待したい。

File 44 HIV感染からエイズが発症するまで

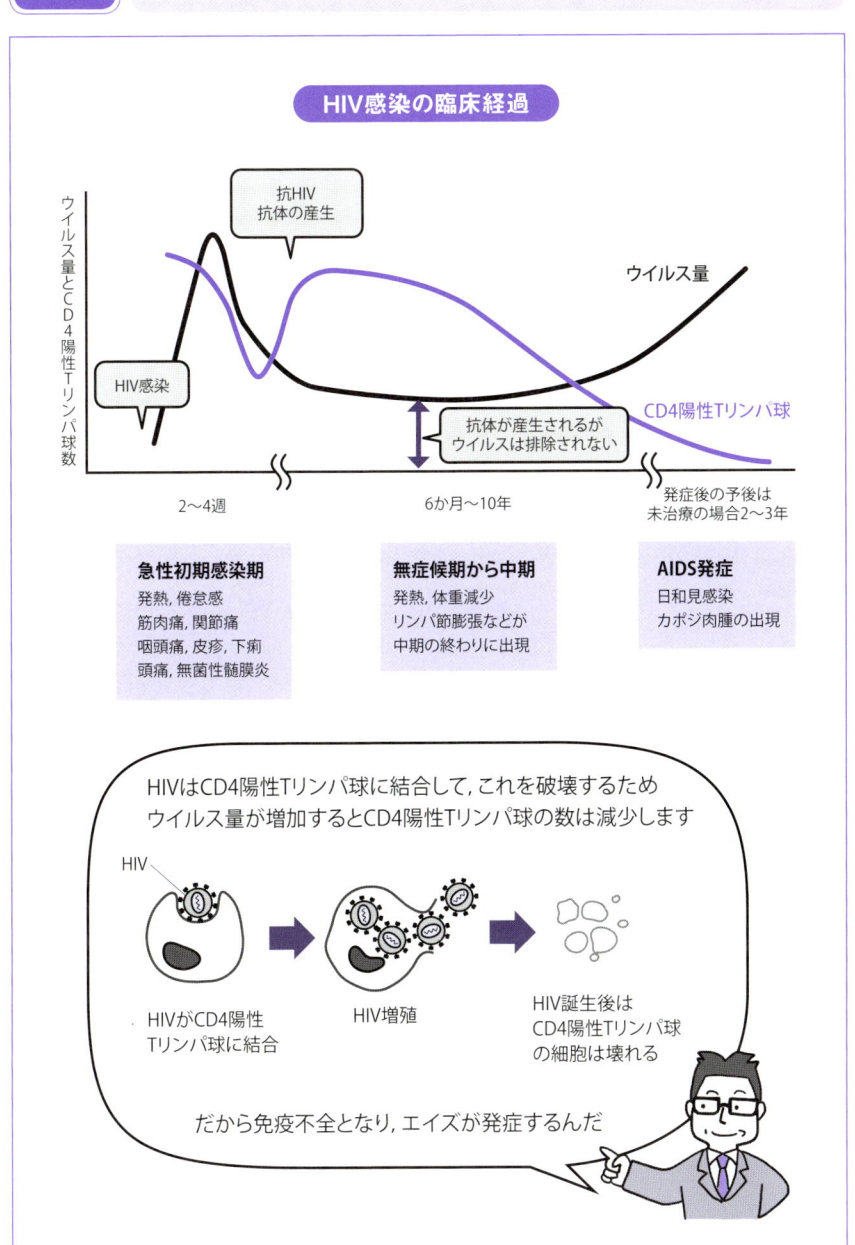

HIV感染の臨床経過

縦軸: ウイルス量とCD4陽性Tリンパ球数

- 抗HIV抗体の産生
- HIV感染
- ウイルス量
- CD4陽性Tリンパ球
- 抗体が産生されるがウイルスは排除されない
- 2～4週
- 6か月～10年
- 発症後の予後は未治療の場合2～3年

急性初期感染期
発熱, 倦怠感
筋肉痛, 関節痛
咽頭痛, 皮疹, 下痢
頭痛, 無菌性髄膜炎

無症候期から中期
発熱, 体重減少
リンパ節膨張などが中期の終わりに出現

AIDS発症
日和見感染
カポジ肉腫の出現

HIVはCD4陽性Tリンパ球に結合して, これを破壊するためウイルス量が増加するとCD4陽性Tリンパ球の数は減少します

- HIVがCD4陽性Tリンパ球に結合
- HIV増殖
- HIV誕生後はCD4陽性Tリンパ球の細胞は壊れる

だから免疫不全となり, エイズが発症するんだ

Chapter 6-8 はしかにならない！ はしかにさせない！ 麻疹排除計画

ウイルスの中でだんぜん強い麻疹ウイルスの感染力

麻疹は**はしか**ともいわれ，その原因ウイルスはパラミクソウイルス科に属する**麻疹ウイルス**である。麻疹ウイルスの伝染力は非常に強く経気道的に感染を起こす。このウイルスに免疫がない，あるいはワクチン接種を受けていない場合，ウイルスに感染すると例外なく発症する。麻疹に免疫のない集団の中で1人が発症したとすると，1人で12～14人を感染させることが可能である。これはインフルエンザの1～2人に比べると著しく高い感染力である。感染後，1～2週間で発熱，全身倦怠感あるいは上気道炎が起こり，その後，頬粘膜にコプリック斑と呼ばれる白色の小さな斑点が出現する。一過性に解熱するが再び発熱し，顔や首付近に赤い発疹が出現し，その後全身へ広がる。麻疹で注意すべきことは罹患した患者の30％に中耳炎，肺炎や咽頭炎などの合併症が起こることである。そのうちの半数は肺炎である。細菌性肺炎の合併が麻疹による小児の死亡原因の多くを占めている。

麻疹は急性感染症でその症状は一過性である。ところが，麻疹に罹患後5～10年を経て数万～10万人に1人の割合で**亜急性硬化性全脳炎**を発症することがある。これはウイルスが大脳機能を侵すため，患者は例外なく死亡する。麻疹を急性感染症と呼ぶのに対してこの脳炎は**遅発性（スロー）感染症**と呼ぶ。

わが国でも麻疹は「命定め」と恐れられていたがワクチン接種によりその致死率は劇的に減少した。しかし，発展途上国の乳幼児では今なお高い致死率を示していた。そこで，WHOは日本を含む西太平洋地域において2012年までに麻疹を排除する目標を設定した。わが国の厚生労働省も2012年をめざして「**麻疹排除計画**」を策定した。排除とは，① 2回のワクチン接種率が95％以上を達成しそれを維持すること，② 100万人あたり年間1人未満の患者発生を維持することである。そして，評価体制と実施体制を確立し，2013年3月に排除宣言が出された。なお，麻疹ウイルスの表面には**Hタンパク質**と**Fタンパク質**（抗原）が存在する。これに対する抗体が感染防御に関与する。幸いなことにこの抗原タンパク質は大きな変異が起きていないため，ワクチンの効果が減弱することはない。2回のワクチン接種で，免疫をより強固にできる。

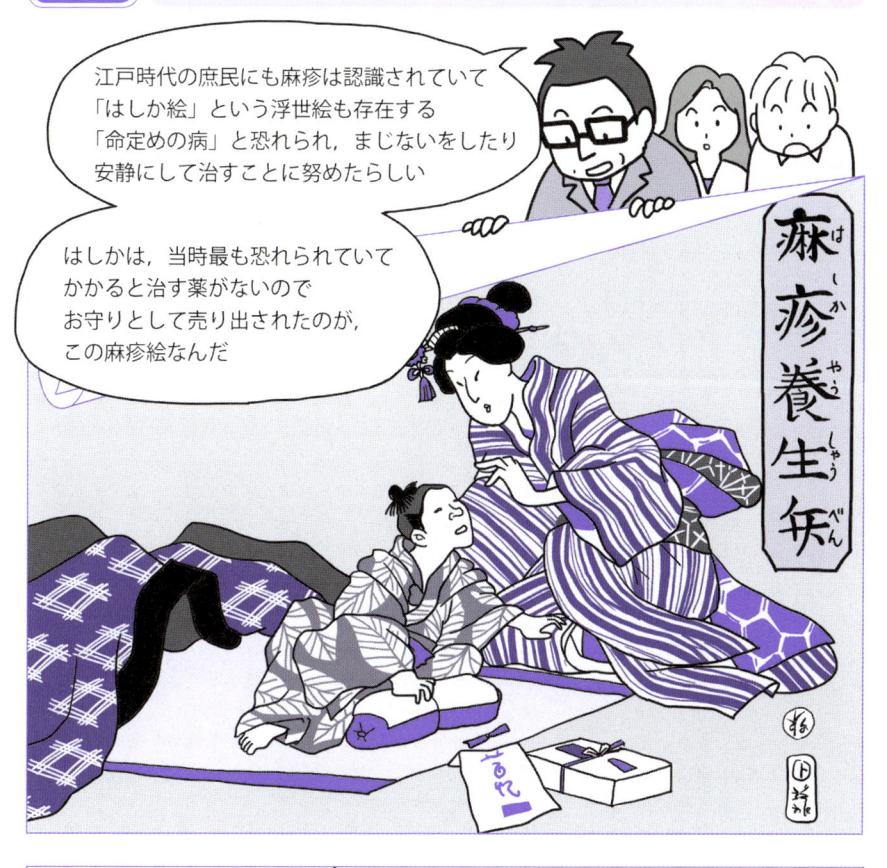

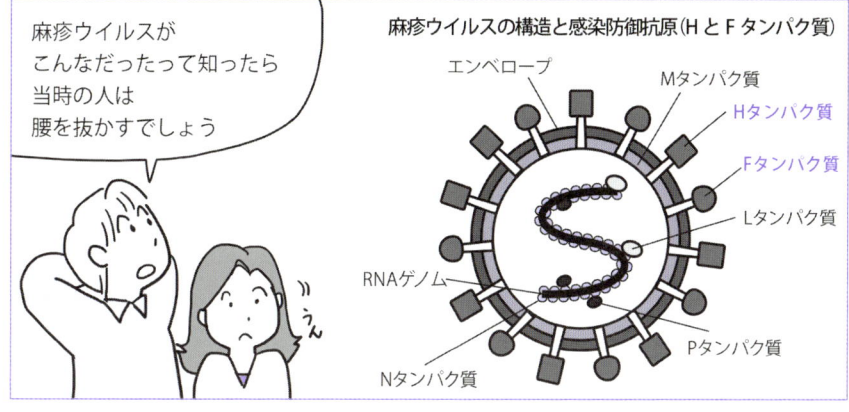

File 45 麻疹ウイルスの構造

江戸時代の庶民にも麻疹は認識されていて「はしか絵」という浮世絵も存在する「命定めの病」と恐れられ，まじないをしたり安静にして治すことに努めたらしい

はしかは，当時最も恐れられていてかかると治す薬がないのでお守りとして売り出されたのが，この麻疹絵なんだ

麻疹養生弁

麻疹ウイルスがこんなだったって知ったら当時の人は腰を抜かすでしょう

麻疹ウイルスの構造と感染防御抗原（HとFタンパク質）

- エンベロープ
- Mタンパク質
- Hタンパク質
- Fタンパク質
- Lタンパク質
- Pタンパク質
- Nタンパク質
- RNAゲノム

Chapter 6-9 かぜの多くはウイルスが原因となる

かぜ症候群の原因ウイルス

　実は，「かぜ」という医学用語はなく，正確には「かぜ症候群（あるいは普通感冒）」である．これは鼻汁，くしゃみ，咽頭痛，咳，発熱や頭痛などの症状をともなう急性の呼吸器疾患の便宜的な総称である．その原因は，ウイルスや細菌，あるいはアレルギーなどがあるが，大部分（約80～90％）はウイルス性である．**ライノウイルス**は成人に，**RSウイルス**や**パラインフルエンザウイルス**は小児に多くみられる．インフルエンザウイルスは小児と成人の両方にみられるが，伝染性が強く重症化しやすいため，通常のいわゆるかぜには含めずに考えるのが一般的である．インフルエンザを除くかぜ症候群の症状は原因ウイルスにかかわらずほぼ同じである．

1) **ライノウイルス**：ウイルス名のライノとはギリシャ語のrinos（「鼻」の意）に由来することからも，このウイルスを**鼻かぜウイルス**と呼ぶこともある．炎症は上気道に限定的である．100種以上の血清型があるため，一度このウイルスに感染しても次の感染に対して防御することは難しい．抗ウイルス薬もワクチンもない．

2) **RSウイルス**：RSはrespiratory syncytialの略であり，日本語では「呼吸器多核巨細胞（合胞体）」と訳される．何度も感染と発病を繰り返すが，生後1歳までに半数以上が，2歳までにほぼ100％の児がRSウイルスに少なくとも1度は感染する．ワクチンはないが，このウイルスに対する抗体製剤がある．

3) **パラインフルエンザウイルス**：小児では上気道炎を起こし，重症の**クループ症候群（ウイルス性急性喉頭気管炎）**を起こすこともある．RSウイルスに次いで重要なウイルスである．なお，インフルエンザウイルスと名前が似ているがまったく別のウイルスである．

4) **アデノウイルス**：いわゆる夏かぜの原因ウイルスである．このウイルスには約50の血清型が存在するが，そのうちの3および4型が咽頭結膜炎を起こす．夏にプールを介して感染するため**プール熱**とも呼ばれる．その他，**コクサッキーウイルス**や**エコーウイルス**も夏かぜ症候群の原因となる．

File 46 季節で変わる「かぜ」の原因ウイルス

かぜ症候群の原因ウイルスたちの活躍する季節

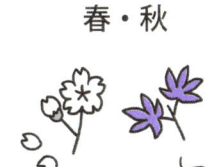

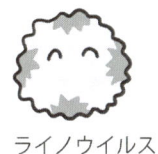

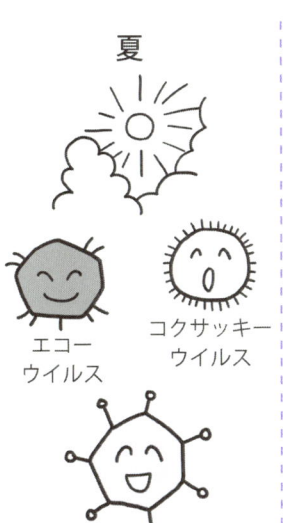

春・秋
- ライノウイルス

夏
- エコーウイルス
- コクサッキーウイルス
- アデノウイルス

冬
- インフルエンザウイルス
- RSウイルス

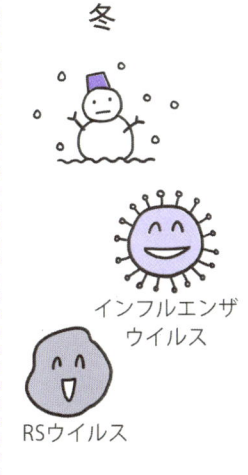

へーっ
ウイルスたちにも
好みの季節があるんだ

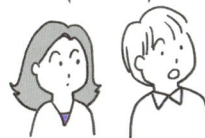

そう，たいていは
乾燥している環境を
好むけど，中には
暑くて湿度が高いのを
好むウイルスもいます

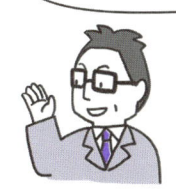

105

Chapter 6-10 どうやって新型インフルエンザウイルスが誕生するのか

インフルエンザ流行の鍵は HA の変異による

20世紀に人類は3回の**パンデミック**を経験した。1918年の**スペイン風邪**（H1N1），1957年の**アジア風邪**（H2N2），1968年の**香港風邪**（H3N2）である。延べ数千万人以上が罹患した。括弧内で示した英数字はウイルスの抗原型である。**インフルエンザウイルス**はオルトミクソウイルス科に属するRNAウイルスである。このウイルスエンベロープには表面糖タンパク質である**HA**（赤血球凝集素）と**NA**（ノイラミニダーゼ）がスパイク状につきささっている（図）。ウイルス粒子の内部には，核タンパク質（NP）とマトリックスタンパク質（M1）が存在する。このウイルスにはA型，B型，C型が存在するがこれはNPとM1の抗原性の違いで分類している。A型はHAとNAの亜型の違いによりさらに細分類される。HAには16種（H1〜H16），NAには9種（N1〜9）が存在する。

図　A型インフルエンザの構造
HA(H1〜16)
NA(N1〜9)

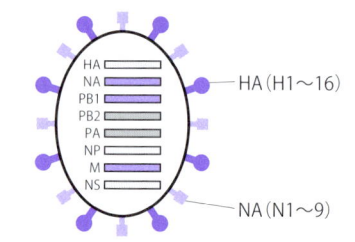

パンデミックを起こすか，毎年みられるインフルエンザを引き起こすかは，ウイルスのHAの変異の程度による。ウイルスに感染あるいはワクチン接種をうけた場合，同じHAのアミノ酸配列をもつウイルスが体内に侵入しても感染することはない。これはHAに対する抗体が侵入をブロックしてくれるからである。しかしHAのアミノ酸配列が変化したウイルスの侵入をうけた場合，この抗体はウイルスを撃退する力がない。HAのアミノ酸配列が少し変異した場合は，小規模の流行でおさまる。HAのアミノ酸は頻繁に変化するので，1回のワクチン接種で終生免疫を得ることはできない。一方で人類が初めて経験する新しい亜型が出現すると，パンデミックに発展する場合がある。これはHAのアミノ酸の変異ではなく，ウイルス間で各々の分節（8つ存在する，上図参照）が入れ替わったときに起きる。たとえば，ヒトに感染するH1N1型ウイルスと鳥に感染するH2N2型ウイルスが同時にブタに感染する。このブタの中でお互いのウイルスRNAの分節が入れ替わり，ヒトに感染できるように変化したH2N2ウイルスが誕生する。

File 47 新型インフルエンザはどのようにして発生するのか

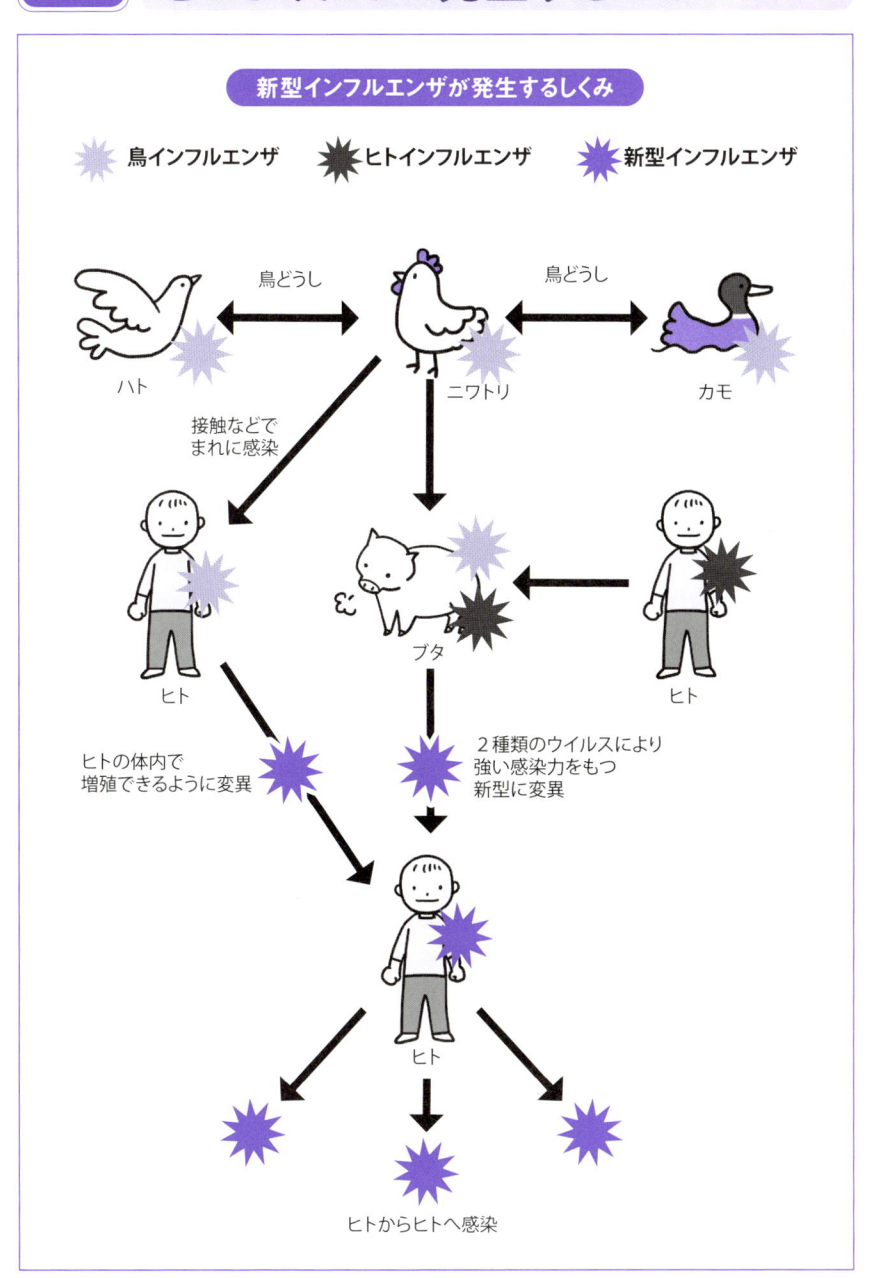

新型インフルエンザが発生するしくみ

- 鳥インフルエンザ
- ヒトインフルエンザ
- 新型インフルエンザ

ハト ←鳥どうし→ ニワトリ ←鳥どうし→ カモ

接触などでまれに感染

ヒト

ブタ

ヒト

ヒトの体内で増殖できるように変異

2種類のウイルスにより強い感染力をもつ新型に変異

ヒト

ヒトからヒトへ感染

Chapter 6-11 冬に流行する感染性胃腸炎——ノロウイルス

ノロウイルスによる胃腸炎には有効な治療薬がない

　一年を通してウイルスが原因となる感染性胃腸炎は発生するが，特に冬に流行する。代表的な原因ウイルスが**ノロウイルス**である。このウイルスは2004年に命名されたが，その歴史は40年以上前にさかのぼる。米国オハイオ州ノーウォークの小学校で胃腸炎が集団発生した。患者からウイルスが分離されたので発見された土地にちなんで**ノーウォークウイルス**と名づけた。その後，似たような型を示すウイルスが世界各地で見つかった。1977年に札幌で集団発生した胃腸炎の患者から分離したウイルスは，**サッポロウイルス**と呼ばれている。これらのウイルスはウイルスの中でも小さく，また球形を示すことから小型球形ウイルスと呼ぶこともあった。これがその後，ノロウイルスとサッポロウイルスに分類された。

　このウイルスは経口で感染する。患者のウイルスが含まれる糞便や嘔吐物が手についたり，感染したヒトがつくった料理を食べたり，あるいは汚染された貝（特に生カキなどの二枚貝）を生で食べた場合などが原因となる。1～2日の潜伏期間を経て発症する。主な症状は，吐き気，嘔吐，下痢，腹痛であり，時に発熱，頭痛をともなうことがある。残念ながらこのウイルスに対する有効な治療薬やワクチンは存在しないが，多くの場合は1～3日で症状がおさまる。

　平成24年度は約27,000名の食中毒患者が報告されたが，その2/3に相当する約18,000名の原因はノロウイルスであった。ノロウイルスは，ヒトの手や汚染食品を介して感染することからその有効な予防は，手洗いと食品の加熱処理である。患者の嘔吐物が床に付着した場合，次亜塩素酸ナトリウムによる消毒が有効である。このウイルスは貝の中では増殖しないが，ウイルスで汚染された水が貝に付着する場合が増殖の原因となる。

> そういえば，毎年冬になると学校などでノロウイルスの集団感染が発生したというニュースが流れますね。
>
> **ウイルス性感染症の多くは乾燥している冬場に多く発生する特徴があります。**

File 48 ノロウイルスの感染サイクル

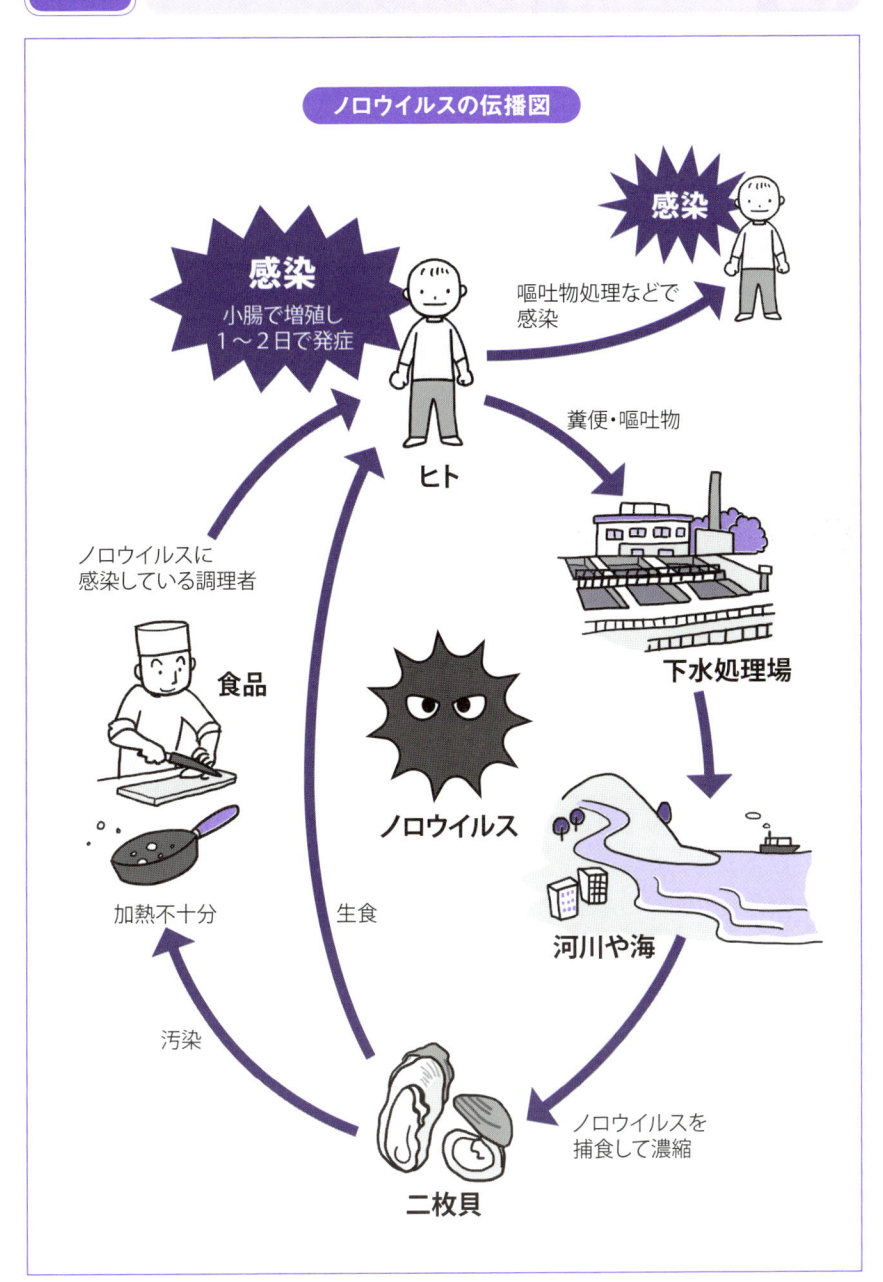

ノロウイルスの伝播図

感染 小腸で増殖し1〜2日で発症

感染 嘔吐物処理などで感染

ヒト

糞便・嘔吐物

下水処理場

河川や海

ノロウイルスを捕食して濃縮

二枚貝

汚染

生食

ノロウイルス

ノロウイルスに感染している調理者

食品

加熱不十分

Chapter 6-12 肝細胞を好むウイルス——肝炎ウイルス

ウイルス性肝炎の原因ウイルスは5種類存在する

　学問のうえでは，肝細胞での増殖を好み，その結果肝炎を引き起こすウイルスが**肝炎ウイルス**と定義される。これらのウイルスによって起こる肝炎を**ウイルス性肝炎**と呼ぶ。A〜E型の5種類のウイルスが存在する。肝炎ウイルスという分類群があるわけではなく，あくまで臨床的な面から命名されたウイルスである。たとえば，A型やC型肝炎ウイルスはRNAウイルスであるが，B型肝炎ウイルスはDNAウイルスである。B型やC型では肝硬変や肝臓がんへ進展することもある。実は，肝炎ウイルス自身は直接肝細胞を傷害せずに，感染した細胞に出現しているウイルスをヒトの免疫機構が排除（細胞性免疫）しようとした結果，肝細胞が傷害をうけてしまうのである。

1) **A型肝炎ウイルス**：このウイルスは経口的に感染する。肝細胞で増殖したウイルスはやがて糞便により体外に排泄される。この糞便が食物や飲料水を介して経口的に摂取されることにより感染する。したがって，発症は衛生環境に依存するため日本を含む先進国での発症は少ない。

2) **B型肝炎ウイルス**：成人は輸血や性行為で感染する（急性B型感染）が多くは治癒する。一方で，このウイルスに感染している母親から生まれた子供はキャリアとなる（慢性B型感染，母子感染）。免疫能が未熟な子供は体内に存在するウイルスをよそ者と認識することができないため，からだの中で共存状態となる。大人になると免疫能も発達するためにウイルスを攻撃するようになるが，そこに定着している肝細胞まで傷害を与えることになる。世界で約4億人の患者がいる。予防にはワクチン接種が効果的であり，また抗ウイルス薬ラミブジンもある。

3) **C型肝炎ウイルス**：大部分の患者は輸血を介して感染したが，現在は検査法が確立したため輸血による感染例はほとんどない。世界で約2億人の患者がいる。日本では約70万人の患者がいると推定されている。効果的なワクチンはないが，治療薬としてインターフェロンと抗ウイルス薬リバビリンがある。

File 49 肝炎ウイルスの感染と発症

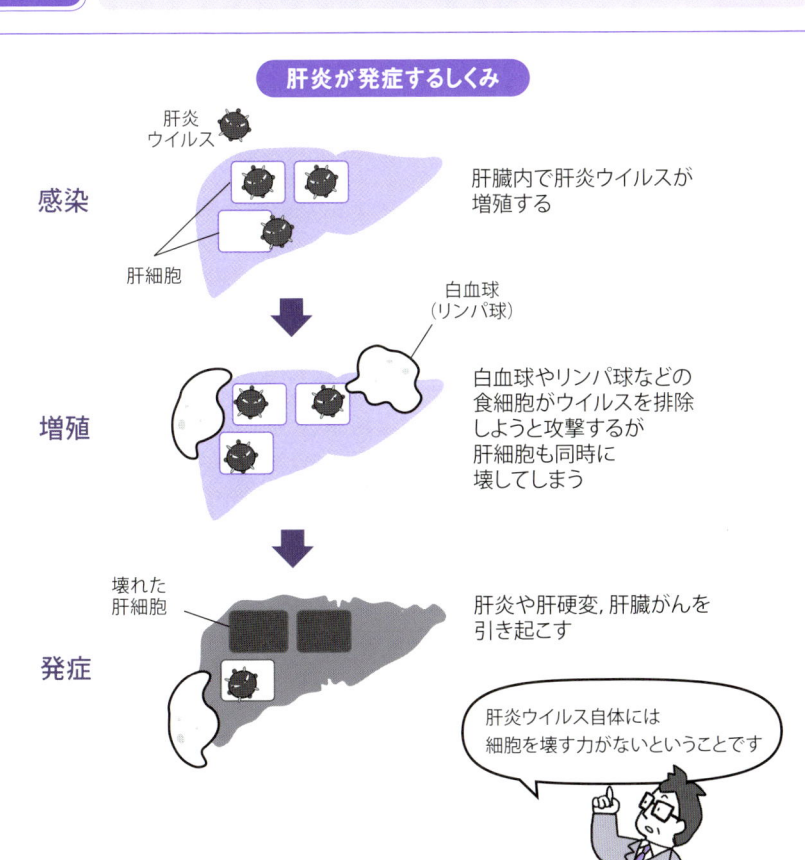

肝炎が発症するしくみ

感染
肝炎ウイルス／肝細胞
肝臓内で肝炎ウイルスが増殖する

増殖
白血球（リンパ球）
白血球やリンパ球などの食細胞がウイルスを排除しようと攻撃するが肝細胞も同時に壊してしまう

発症
壊れた肝細胞
肝炎や肝硬変,肝臓がんを引き起こす

> 肝炎ウイルス自体には細胞を壊す力がないということです

肝炎ウイルスの種類と特徴

肝炎 肝炎ウイルス	A型肝炎 HAV	B型肝炎 HBV	C型肝炎 HCV	D型肝炎 HDV	E型肝炎 HEV
ウイルス核酸	一本鎖RNA	二本鎖DNA	一本鎖RNA	一本鎖RNA	一本鎖RNA
感染源	糞	血液,血液製剤	血液,血液製剤	血液,血液製剤	糞
感染経路	経口,経皮,経粘膜	経皮,経粘膜	経皮,経粘膜	経皮,経粘膜	経口,経皮,経粘膜
劇症化	あり	あり	あり	あり	あり
慢性化	なし	あり	あり	あり	なし
ワクチン	あり	あり	なし	なし	なし

Chapter 6-13 世界最強のウイルス —— エボラウイルス

いまだ不明な点が多いエボラウイルス

重篤な症状を引き起こす病原体の中でも最強といわれているのが**エボラウイルス**であろう。感染すると内臓から出血し，その致死率は50〜90％にも達する。エボラウイルスはフィロウイルス科に属するRNAウイルスである。初めての感染例が報告された地域（スーダン）に流れる川の名前からエボラウイルスと命名された。これまでに，感染は西・中央アフリカで発生している。

このウイルスの自然宿主は不明であるが，コウモリが有力視されている。感染は患者血液あるいは体液との接触により伝播するが，空気感染は起こらない。2〜21日の潜伏期間を経て発熱，頭痛，全身倦怠感などが起こる。その後，皮膚，粘膜，鼻腔や消化管などから出血がみられ，患者の多くは死亡する。有効な抗ウイルス薬は存在しないため，輸液や解熱剤投与などのいわゆる対症療法しかない。ワクチンも存在しない。

エボラ出血熱と同様の出血はほかにも知られている（下表）。

表　エボラ出血熱と類似する疾患と主な原因ウイルス

疾患名	ウイルス名	感染地域
エボラ出血熱	エボラウイスル（フィロウイルス科）	アフリカ（中央，西）
マールブルグ病	マールブルグウイルス（フィロウイルス科）	アフリカ（中央，東，南）
ラッサ熱	ラッサウイルス（アレナウイルス科）	アフリカ（西）
クリミア・コンゴ出血熱	クリミア・コンゴ出血熱ウイルス（ブニヤウイルス科）	アフリカ，インド
南米ウイルス出血熱	フンニウイルス（アルゼンチン出血熱），マチュボウイルス（ボリビア出血熱），グアナリトウイルス（ベネズエラ出血熱），サビアウイルス（ブラジル出血熱）—アレナウイルス科	南米
腎症候性出血熱	ハンタウイルス（ブニヤウイルス科）	中国，韓国
デング出血熱	デングウイルス（フラビウイルス科）	東南アジア，米国，中南米
黄熱	黄熱ウイルス（フラビウイルス科）	南米，アフリカ
リフトバレー熱	リフトバレー熱ウイルス（ブニヤウイルス科）	アフリカ

File 50 エボラ出血熱とは

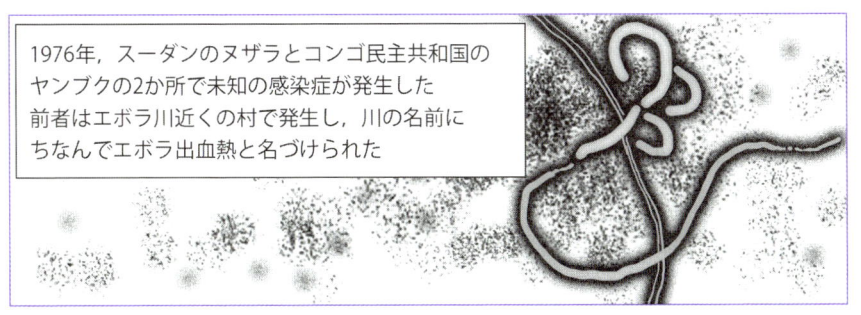

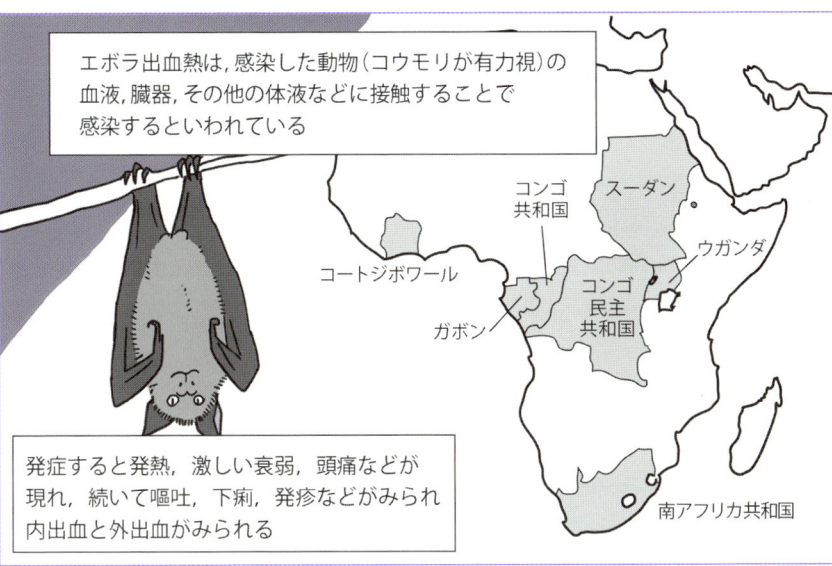

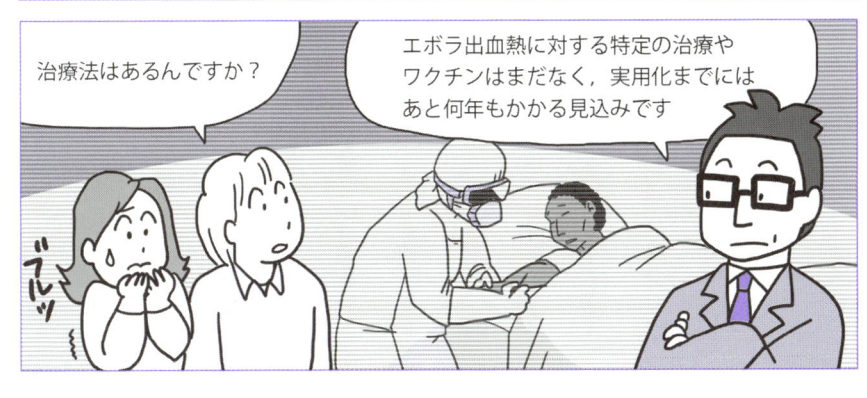

1976年，スーダンのヌザラとコンゴ民主共和国のヤンブクの2か所で未知の感染症が発生した 前者はエボラ川近くの村で発生し，川の名前にちなんでエボラ出血熱と名づけられた

エボラ出血熱は，感染した動物（コウモリが有力視）の血液，臓器，その他の体液などに接触することで感染するといわれている

コンゴ共和国
スーダン
ウガンダ
コートジボワール
コンゴ民主共和国
ガボン
南アフリカ共和国

発症すると発熱，激しい衰弱，頭痛などが現れ，続いて嘔吐，下痢，発疹などがみられ内出血と外出血がみられる

治療法はあるんですか？

エボラ出血熱に対する特定の治療やワクチンはまだなく，実用化までにはあと何年もかかる見込みです

Chapter 6-14 世界的な根絶をめざすポリオ

中枢神経まで達するヒトだけを宿主にするウイルス

ポリオは，**ポリオウイルス**により中枢神経細胞が破壊され，主に四肢に非対称性の弛緩性麻痺を起こす感染症で，急性灰白髄炎あるいは小児麻痺とも呼ばれる。このウイルスの宿主はヒトだけであり，患者の糞便が感染源となり，それを経口的に摂取することで感染する。咽頭や小腸粘膜で増殖し，再び便の中に排泄されこれを介してさらにヒトに感染する。感染患者の大部分は乳幼児である。大部分の患者には症状が現れないが，約5％はかぜ様の症状が現れる（不完全型）。0.5〜1％の患者に麻痺はともなわないが無菌性髄膜炎を起こす（非麻痺型）。しかし，0.1％はウイルスが脊髄を中心とする中枢神経に達し運動神経で増殖することで麻痺症状が現れる。潜伏期間は4〜35日である。

有効な治療法はないが，予防法としてワクチンがある。ワクチンにはウイルスを死滅させている不活化ワクチンと生きたウイルスを使う生ワクチンがある。生ワクチンのほうが効果は高い。弱毒化されているため安全であるが，腸管で毒性が復元して麻痺を起こすことがまれにある（確率は1/486万）。これをワクチン関連麻痺と呼ぶ。また，生きたウイルスを経口摂取するのでウイルスが糞便排出される。したがって，これが原因で新たな患者が発生することもある。このウイルスは腸管粘膜で増殖をするため，生ワクチンは経口で投与する。このため，血清中の中和抗体のみならず，腸管内の分泌性IgAも産生される。

ポリオは1980年に根絶された天然痘に次いで世界で根絶可能な感染症とされている。日本でも1950年には5,000人以上が感染したがワクチンの導入により患者数は劇的に減少した。その結果1980年を最後に新たな患者は現れていない。WHOは2000年に日本を含む西太平洋地域に**ポリオ根絶宣言**を行った。現在，ポリオの根絶は最終段階を迎えようとしている。ポリオ感染者数は1988年当時に比較して99％減少し，現在の流行国はパキスタン，アフガニスタン，ナイジェリアの3か国に限定されている。

File 51 ポリオウイルスの感染と増殖

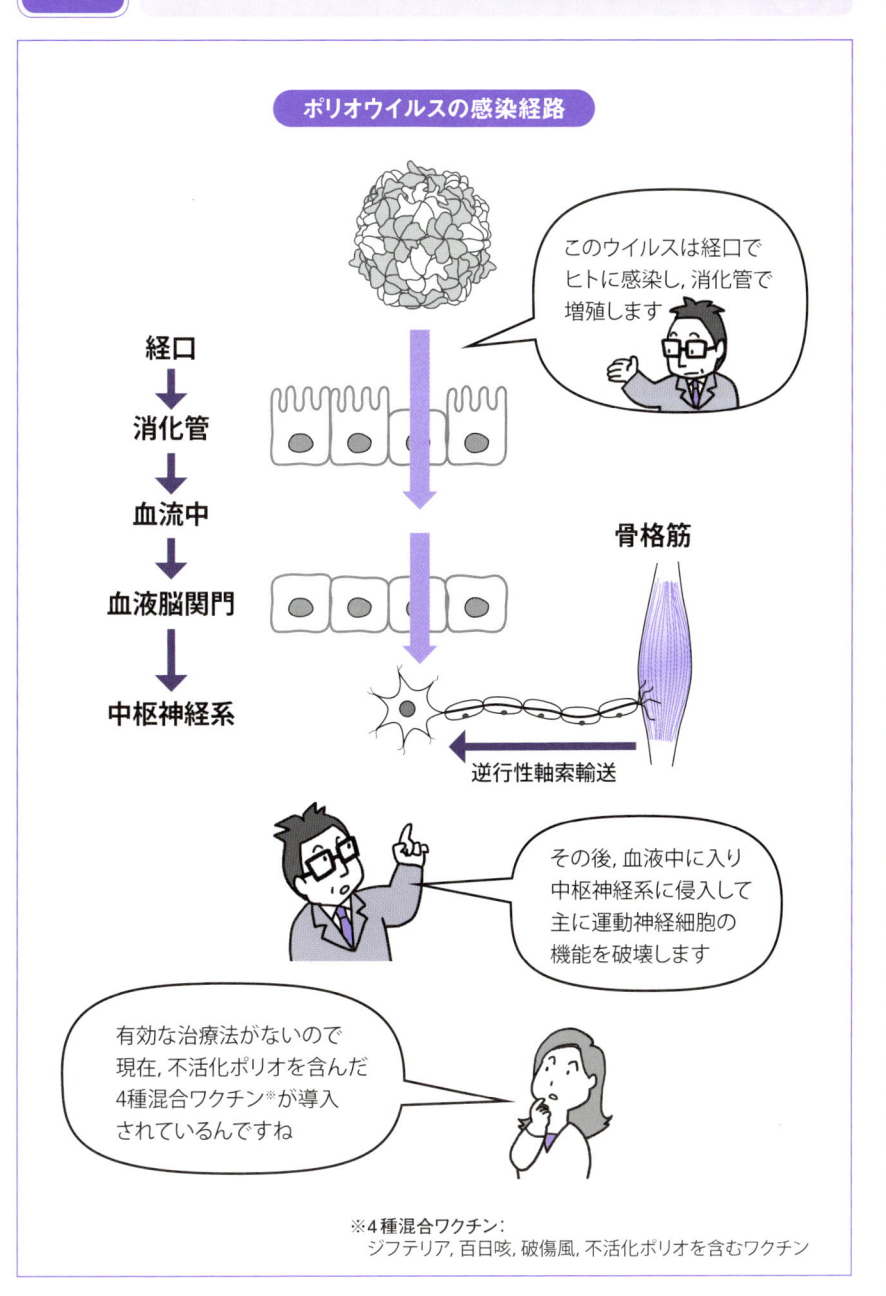

Chapter 6-15 島国が救う狂犬病

ウイルスを保有するのは犬だけではない

　狂犬病は，ラブドウイルス科に属する**狂犬病ウイルス**（*Rabies virus*）によって起こる感染症である。ラブドウイルスは砲弾型に似た形をしているため，rhabdos＝棒状にその名が由来する。狂った犬と書くが，ウイルスを保有しているのはイヌだけでなくネコ，キツネなどのすべての温血動物に感染する。ヒトへの感染はこれらの感染動物の咬傷による。また，コウモリによる吸血やコウモリの尿に排泄されたウイルスの吸入が原因となることもある。

　このウイルスは咬傷部から体内へ侵入し，感染局所の筋肉などで増殖し，末梢神経から脊髄や脳へ到達する。1〜2か月の潜伏期間を経て発熱，頭痛，筋肉痛や全身倦怠感などの感冒様症状が現れる。その後，咬傷部位の疼痛やその周辺の知覚異常，筋のれん縮などの急性神経症状がともなってくる。このとき，患者の半数は激しい痛みをともなう咽喉頭筋のけいれん発作がみられる。患者は発作の原因となる飲水を避けるため，これを「**恐水症**」と呼ぶこともある。最終的には昏睡状態から呼吸停止で死にいたる。狂犬病は一度発症すれば，致死率はほぼ100％である。

　発症後の治療法はないが，感染直後であればワクチン接種により発症を回避できる（暴露後ワクチン）。これはウイルスを死滅させた不活化ワクチンである。

　狂犬病は世界各地でみられ，年間3〜5万人が死亡していると推定されている。幸いなことに，日本では1950年代以降患者は発生していない。患者発生のない国や地域は日本以外では，英国，台湾，オーストラリア，ニュージーランドやハワイである。これらの国に共通することは何であろうか？　答えは，「島国」である。日本では飼い犬へのワクチン接種，輸入動物の検疫監視，なんといっても島国であるゆえに感染宿主となるイヌ，ネコやキツネは自力で海を渡れない。これらが総合して功を奏していると考えられる。狂犬病の流行国では，イヌや野生動物は可愛いからといってむやみに接触しないことが大事である。

File 52 狂犬病の発症分布

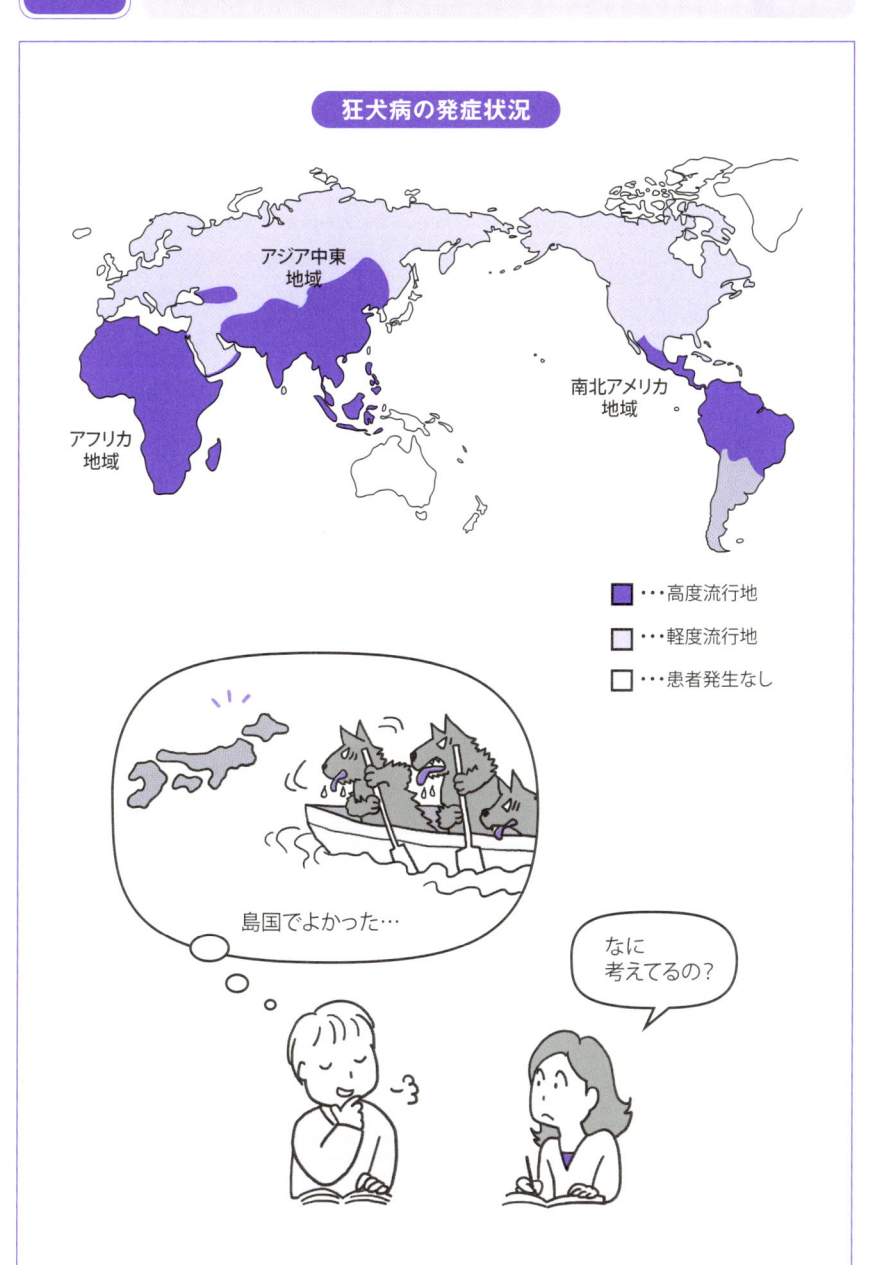

狂犬病の発症状況

アジア中東地域
南北アメリカ地域
アフリカ地域

■ …高度流行地
□ …軽度流行地
□ …患者発生なし

島国でよかった…

なに考えてるの？

Chapter 6-16 細菌，ウイルスや真菌でもない病原体「プリオン」

プリオンの正体

プリオン（prion）は，Proteinaceous Infectious Particle から命名された1つのタンパク質からなる感染性の粒子である。プリオンは核酸をもたないため生物ではないが，感染性があるので微生物学，特にウイルス学で学習するのが慣習となっている。

18世紀に**スクレーピー**と呼ばれるヒツジの致死性慢性運動失調症が報告された。このヒツジの脳は，神経細胞が死滅し脳が海綿状になっていた。1980年頃から英国で異常行動を起こすウシが大量発生し，病名を**ウシ海綿状脳症（BSE）**とした。これは，スクレーピーやBSEを発症したヒツジやウシから調製した飼料をウシに与えていたことが原因であるとあとで判明した。一方，パプアニューギニアの原住民からも同様の運動失調症が報告された。彼らは死者の脳を食べる習慣があり，1920年に中枢性の変性疾患として**クロイツフェルト・ヤコブ病**（CJD，名前は発見者に由来）と発表された。患者の脳の一部をチンパンジーの脳に接種したところ同様の症状が現れたので，伝達性の物質の関与が疑われた。

プリオンの正体は253個のアミノ酸からなる分子量3.3～3.5万の糖タンパクであり，どこの臓器でも正常プリオンタンパクとして発現している。ところが患者には異常プリオンタンパクとして出現し，そのアミノ酸配列は変わらずに構造だけが変化している。大きな違いは，正常型はβシート*が3%なのに対して，異常型は43%である。つまり，**プリオン病**の原因は正常タンパク質の構造変化なのである。異常型の生成については諸説ある。**家族性プリオン病**は，プリオンの遺伝子の変異が原因となりプリオンタンパク質の構造変化が起こる。また，正常型が何らかの要因によってアミノ酸配列を変えずに高次構造だけを変化させる場合がある。この場合，外来のプリオンが構造変化を誘導する，あるいは変化の核になると考えられている。日本では法律により食肉ウシでは，特定危険部位［File53］を除去することが義務づけられている。

※βシート：平行に配置された2本のポリペプチド主鎖が水素結合によって固定された構造で，タンパク質の代表的な立体構造の1つ。

File 53 正常なプリオンと病原性をもつプリオン

αヘリックスとβシートの構造

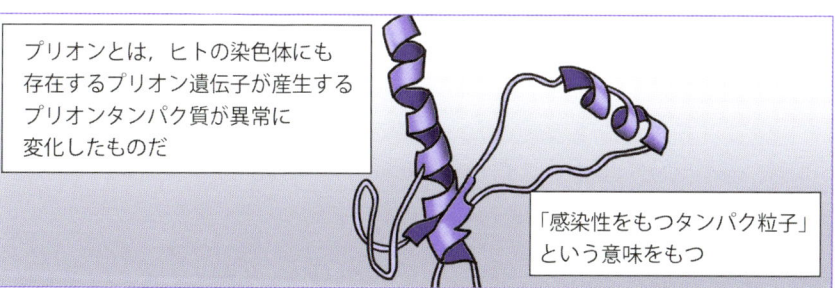

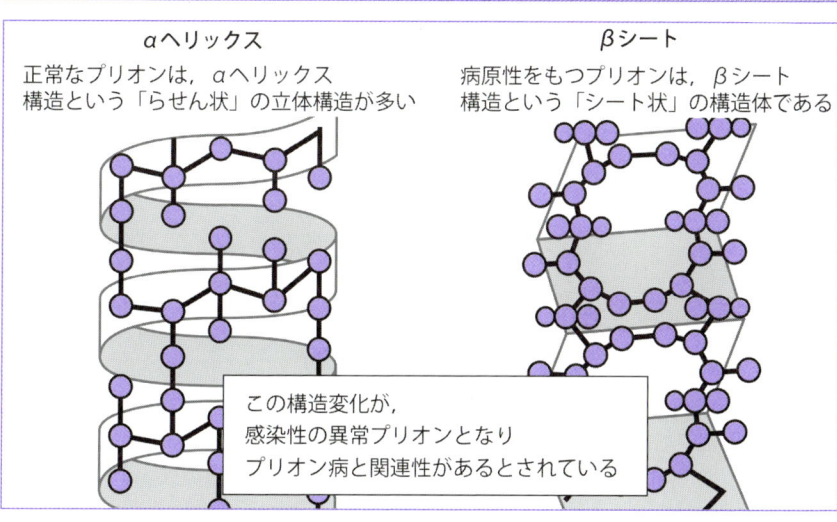

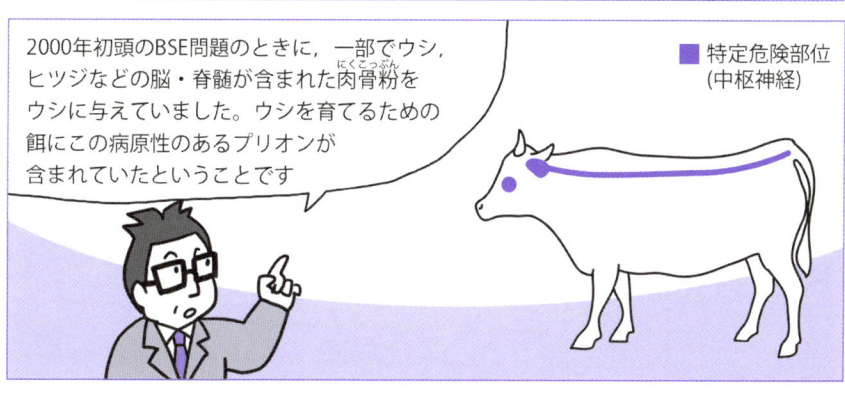

プリオンとは，ヒトの染色体にも存在するプリオン遺伝子が産生するプリオンタンパク質が異常に変化したものだ

「感染性をもつタンパク粒子」という意味をもつ

αヘリックス
正常なプリオンは，αヘリックス構造という「らせん状」の立体構造が多い

βシート
病原性をもつプリオンは，βシート構造という「シート状」の構造体である

この構造変化が，感染性の異常プリオンとなりプリオン病と関連性があるとされている

2000年初頭のBSE問題のときに，一部でウシ，ヒツジなどの脳・脊髄が含まれた肉骨粉（にくこっぷん）をウシに与えていました。ウシを育てるための餌にこの病原性のあるプリオンが含まれていたということです

■ 特定危険部位（中枢神経）

Column

ウイルスとインターフェロン

　ウイルス感染における最も重要な防御機構の1つがインターフェロン(IFN)である。ウイルスが宿主に感染すると，宿主はこれを感知して白血球からIFN-α，繊維芽細胞からIFN-βが産生される(これらを総称して「I型IFN」とも呼ぶ)。IFNがIFN受容体に結合すると，不活性型のタンパク質リン酸化酵素と2′-5′オリゴ(A)合成酵素が活性型へと変化する。この2つの活性型酵素が抗ウイルス活性を示す。タンパク質リン酸化酵素はウイルスの翻訳開始因子(eIF-2α)をリン酸化することによりウイルスタンパク質の翻訳を阻害する。2′-5′オリゴ(A)合成酵素は，オリゴアデニル酸を合成する。これはRNA分解酵素を活性化しウイルスmRNAを分解する。この2つの機序によりウイルスの増殖が阻害されるのである。特に，IFNは2本鎖RNAウイルスによってよく誘導される。注意してほしいのは，IFNが直接抗ウイルス作用を示すのではなく，IFNによって2つの抗ウイルス作用を示す酵素が産生誘導されることである。

　ウイルスを細胞に感染後，同じウイルスあるいは別のウイルスを感染させると後から感染したウイルスの増殖が抑制される現象がみられる。これを干渉現象と呼ぶ。ウイルスに感染した細胞からウイルスの増殖を抑制する物質が産生されることが見出され，これが「インターフェロン」と名づけられた。IFNは日本人である長野と小島によって1954年に発見された糖タンパク質である。IFNはB型/C型肝炎の治療薬としても用いられている。

第 7 章

真菌学

主な真菌の性状と感染症

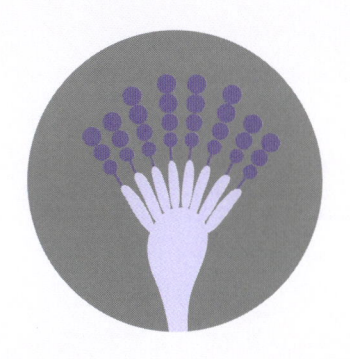

Chapter 7-1 カビ，キノコや酵母を真菌と呼ぶ

真菌の定義と構造

　厳密にいうと，**カビ**，**キノコ**や**酵母**は正式な微生物学用語ではない。カビは菌糸型をとる「糸状菌」で酵母は単細胞で出芽増殖する「酵母様真菌」をさす。糸状菌の中で子実体（柄の部分）を形成するものを特に「キノコ」と呼ぶ。これらは分類学的にはすべて**真菌**として取り扱われる。第1章（p.12）でも述べたが，真菌は真核細胞であるのに対して細菌は原核細胞である。これが両者の最も大きな細胞学的差異であり，真菌は以下の性状をもって定義される。
1）真核細胞である
2）発育形態は菌糸形あるいは酵母形である
3）強固な細胞壁をもち，その多くはキチンとグルカンから構成されている
4）増殖には有機物を必要とする従属栄養型である
5）有性あるいは無性的な胞子を産生する

　なお，真菌の分類も細菌と同じくドメイン＞門＞綱＞目＞科＞属＞種の階級がある（p.22）。真菌の中には，その発育形態として菌糸形と酵母形の両形をとる二形性真菌も存在し，その基本形態は菌糸と胞子から構成される。菌糸は，胞子が発芽して伸長したものであり，10μm以上にまで成長するものもある。胞子は減数分裂を経てつくられる有性胞子と，その過程を経ずに無性的につくられる無性胞子がある。真菌は原核細胞よりもより高等であるため，細胞構造も複雑である。核は核膜に包まれ，核小体，紡錘体（分裂装置），微小管が存在する。細胞質にはリボソーム，ミトコンドリア，マイクロボディ，小胞体，液胞などの真核細胞に特徴的な細胞小器官が存在している。

　現在約10万種以上の真菌が存在するが，その一部はわれわれの生活に密着した有用真菌として利用される一方，感染症を引き起こす真菌も存在する。

　食品に利用される真菌は味噌，醬油や日本酒などの**麴菌**（*Aspergillus*），抗生物質・ペニシリンを産生する***Penicillium chrysogenum***がよく知られている。免疫抑制薬・シクロスポリンAやタクロリムス，また抗高脂血症薬スタチンも真菌の代謝産物由来である（p.172）。

File 54 真菌の細胞構造

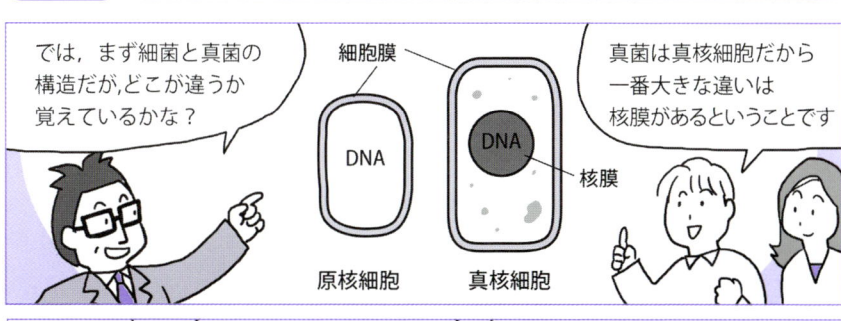

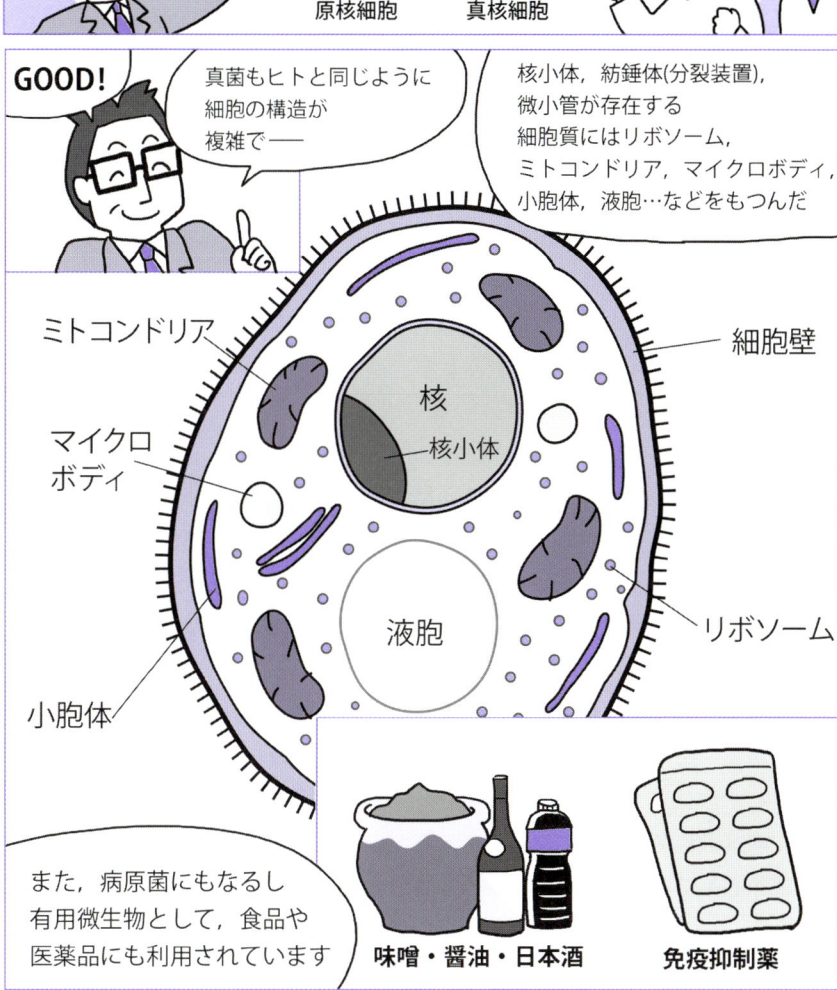

Chapter 7-2 ヒト常在菌「カンジダ」

ヒトに常在する日和見的な病原菌

Candida（**カンジダ**）属には約200菌種が存在し，そのうちの約10％が感染に関与する。代表的な病原菌種は，***C. albicans*** と ***C. glabrata*** である。これらの菌の特徴は，*Aspergillus* や *Cryptococcus*（p.128, 126）のような空中や土壌に生息する病原体ではなく内在性の病原体であることである。つまり，口腔，腸管，上気道，腟あるいは皮膚に常在する，いわゆる**ヒトフローラ**である。常在菌であるため，ヒトからヒトへ伝播することはない。この菌は，通常は無害であるが免疫力の低下した患者に日和見感染症として発症する。侵入門戸は消化管や皮膚であり，強力な化学療法の施行にともない損傷した消化管粘膜から消化管に常在する *Candida* が侵入し，その後菌は血流にのって全身に播種し感染症を引き起こす。皮膚の表面にも *Candida* は常在しているので，この菌は留置カテーテルから侵入しカテーテル感染を引き起こすこともある。カテーテル感染例の約1/4は *Candida* が原因である。ひとたび感染が起こると，治療困難となることがあり，その死亡率は約40％にも達する。肺，腎臓，髄液，肝臓，脾臓，心臓や眼にも発症する。

C. albicans は単細胞で出芽増殖する酵母であるが，一定の環境下では菌糸も形成する二形性真菌である。特殊な培地では，厚膜胞子を観察することができる。生体に侵入した菌による感染成立の初期過程には宿主細胞への接着が必要である。接着因子としてアグルチニン様タンパク質をコードする *ALS* 遺伝子ファミリーが同定されている。宿主の細胞・組織を損傷させる分泌性アスパラギン酸プロテアーゼやホスホリパーゼはこの菌が産生する代表的な病原因子である。細胞壁由来の多糖がバイオフィルムを形成し抗真菌薬に耐性になることもある。治療は，アムホテリシンB，アゾール薬やエキノキャンディン系などの多くの抗真菌薬が有効である一方，これらの薬が効かない菌，つまり耐性菌の出現が近年では問題となっている。

File 55 カンジダはヒト常在菌

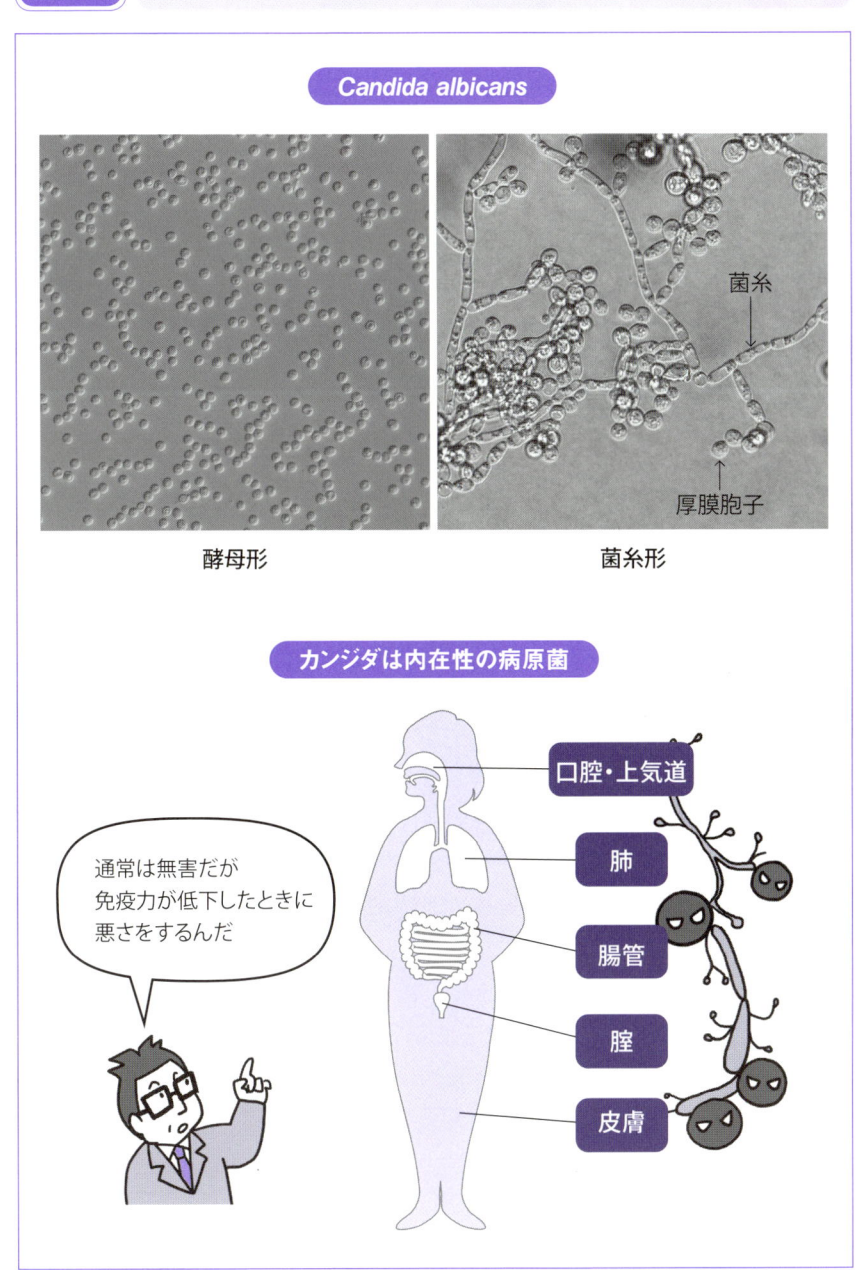

Candida albicans

酵母形　　　　　　　菌糸形

菌糸
厚膜胞子

カンジダは内在性の病原菌

口腔・上気道
肺
腸管
腟
皮膚

通常は無害だが免疫力が低下したときに悪さをするんだ

Chapter 7-3 ハト糞に存在する真菌病原体：クリプトコックス

ハトの糞が大好きな病原菌

　ハトは平和の象徴であるが，ハト糞の中には病原性を示す真菌が存在している。その菌名は*Cryptococcus neoformans*（**クリプトコックス**）である。形態は酵母形で，細胞壁のまわりを厚い莢膜が覆っているのが特徴である。これは，菌体と墨汁をスライドガラス上でまぜて顕微鏡で観察すると莢膜が菌体を覆っているのが認められる。この菌はメラニン合成酵素（フェノールオキシダーゼ）をもっているため，酵素基質の存在下でメラニンを産生する。莢膜やメラニンは感染防御に重要な役割をもつ白血球細胞の貪食作用に抵抗するため，その殺菌機構から逃れることができる。

　ハト糞に存在するといってもこの菌がハトに寄生しているのではなく，この菌は堆積したハト糞を好んで栄養としているだけである。ハト糞が乾燥して風にながされて*Cryptococcus*を吸入すると肺に病巣をつくる。通常は，健康なヒトには不顕性感染で終わるが，免疫力が低下したヒトの場合は髄膜炎に進展することがある。これは*Cryptococcus*が中枢神経に高い親和性を示すからである。髄膜炎はすべての**クリプトコックス症**の約80％を占め，重篤な転帰をとることもある。治療は，抗真菌薬アムホテリシンB，フルコナゾールやボリコナゾールのアゾール薬を用いる。

　わが国での感染例の報告はきわめてまれであるが，*C. gattii*によるクリプトコックス症もある。*C. neoformans*が世界的に分布しているのに対して，*C. gattii*は熱帯から亜熱帯に限局して存在している。この菌はハト糞ではなく，ユーカリから分離することができる。1999年以降，米国やカナダで新型*C. gattii*によるクリプトコックス症の多発が報告されている。この新型クリプトコックス症の病原性は従来より知られているクリプトコックス症より高い。

File 56 クリプトコックス症の感染経路と症状

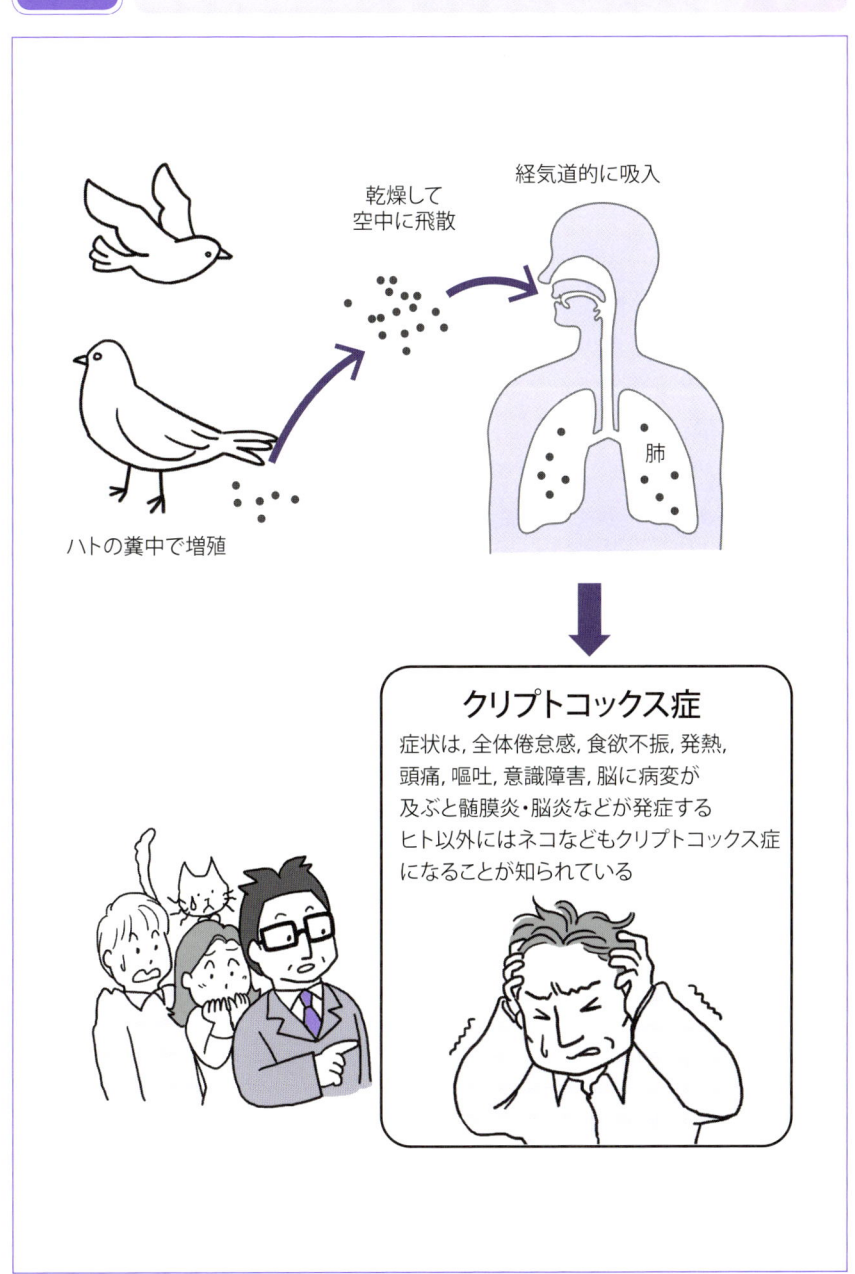

乾燥して空中に飛散

経気道的に吸入

ハトの糞中で増殖

肺

クリプトコックス症

症状は, 全体倦怠感, 食欲不振, 発熱, 頭痛, 嘔吐, 意識障害, 脳に病変が及ぶと髄膜炎・脳炎などが発症する ヒト以外にはネコなどもクリプトコックス症になることが知られている

Chapter 7-4 病原菌と有用菌が存在するアスペルギルス

アスペルギルスの病型

Aspergillus（**アスペルギルス**）の語源は「聖水刷毛」（宗教儀式に用いられる水を振りかける器具）に由来する。つまり，形態が柄の先端にたくさんの毛を取りつけた道具に類似しているのだ。柄が「**分生子柄**」で，先端の毛が「**分生子**」と「**フィアライド**」である [**File57**]。「分生子」とは無性胞子のことである。現在，*Aspergillus* 属には，200菌種以上が存在するが，その中には病原菌と有用菌が含まれている。*Aspergillus* は土壌などの環境中に広く生息する糸状菌で，これが経気道的に生体内に侵入し，上気道あるいは肺に一次感染巣をつくる。病型は以下のように3つに大別されている。

1) **非侵襲性肺アスペルギルス症**：肺アスペルギローマに代表される。
2) **肺限局型の侵襲性肺アスペルギルス症**：急性的に進行し最も重篤化しやすく，好中球減少がリスクファクターとなる。
3) **アレルギー性気管支アスペルギルス症**：*Aspergillus* の分生子を吸入して発症する。感染症というよりもむしろアレルギー性疾患である。Ⅰ型およびⅢ型アレルギー反応※が関与すると考えられている。

本症の発症数は世界的に増加傾向であり，わが国での深在性真菌症患者数の第1位を占める。主な原因菌は，**A. fumigatus**，**A. flavus**，**A. niger** および **A. terreus** である。分生子の宿主上皮細胞への接着を促進する接着因子や上皮細胞の損傷に関与する分泌性加水分解酵素などの複数の病原因子が発症に関与すると考えられる。アムホテリシンB，イトラコナゾール，ボリコナゾールやミカファンギンなどの抗真菌薬が有効である。また，*A. flavus* や *A. parasiticus* は「アフラトキシン」と呼ばれるカビ毒を産生することによりヒトや動物に急性中毒を引き起こす。問題となるのは落花生やナッツ類である。肝臓がんの誘発物質でもあるため，食品衛生法でアフラトキシンの規制値が設定されている。

一方で，**A. oryzae** は味噌，醤油や日本酒に，**A. awamori** は泡盛の製造に，麹菌として古くから用いられてきた。

※**アレルギー反応**：アレルギー反応は，その作用機序によりⅠ〜Ⅳ型に分類される。Ⅰ〜Ⅲ型は体液性免疫，Ⅳ型は細胞性免疫が関与する。

File 57

病原菌と有用菌，2つの顔をもつアスペルギルス

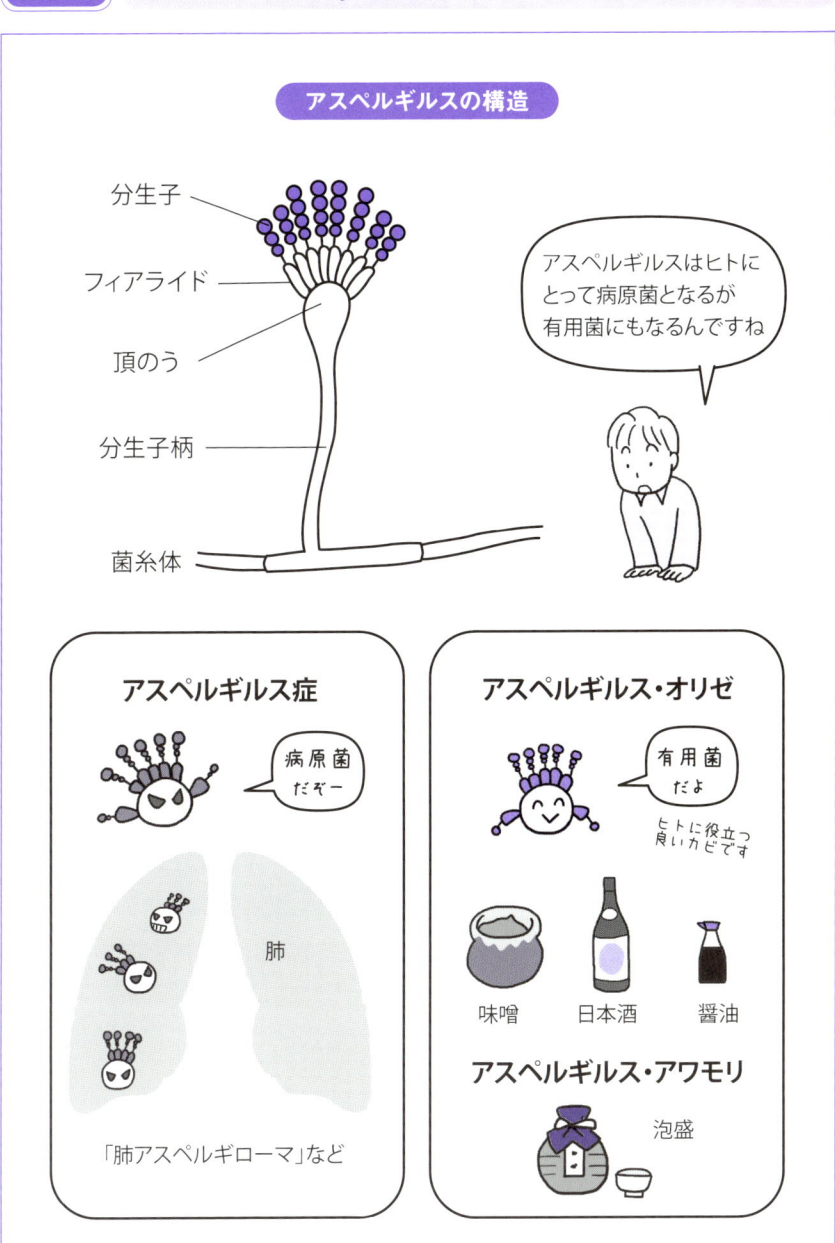

アスペルギルスの構造

- 分生子
- フィアライド
- 頂のう
- 分生子柄
- 菌糸体

アスペルギルスはヒトにとって病原菌となるが有用菌にもなるんですね

アスペルギルス症

病原菌だぞー

肺

「肺アスペルギローマ」など

アスペルギルス・オリゼ

有用菌だよ

ヒトに役立つ良いカビです

- 味噌
- 日本酒
- 醤油

アスペルギルス・アワモリ

泡盛

129

Chapter 7-5 真菌だが抗真菌薬が効かないニューモシスチス

人工培養がきわめて困難な菌

　Pneumocystis（**ニューモシスチス**）は1909年に発見されたが，その後HIV/AIDS患者に発症する日和見感染症の原因菌（**カリニ肺炎**）として注目された。臨床症状は，乾性咳嗽（がいそう），発熱あるいは呼吸困難である。上気道から侵入し，ヒトからヒトに伝播するが通常は不顕性感染に終わる。発見当初は*Pneumocystis carinii*という原虫が原因と考えられていたが，これは原虫ではなく真菌であることが判明した。これにともない，菌名も*P. jirovecii*に変更され，疾患名もカリニ肺炎から**ニューモシスチス肺炎**と呼ぶようになった。種名*P. carinii*はラットに対する原因菌として，いまも存続している。

　*Pneumocystis*は肺組織に観察され，その形態は2〜10μmのアメーバ様**トロホゾイド**（栄養型）と4〜6μmの**シスト**（嚢子（のうし））が知られている。しかしこの菌の人工培養はきわめて困難なため，ライフサイクルは不明な点が多い。

　CD4陽性Tリンパ球は，生体防御の役割を担う重要な免疫細胞である。正常値は約500〜1,000細胞数/μLだが，HIV感染患者ではその数が減少していく。CD4陽性Tリンパ球数が約200/μL以下になるとさまざまな日和見感染症の発症リスクが高まるが，中でもニューモシスチス肺炎は最も頻度が高く重篤な合併症であるため，早期に診断して適切な治療を行うことが重要である。分類学的には真菌であるが細胞膜にエルゴステロール※を含まないためアゾール系抗真菌薬に効果を示さない。そのため，抗ニューモシスチス薬として，*Pneumocystis*の葉酸代謝経路を阻害するスルファメトキサゾールとトリメトプリムの合剤（ST合剤）やペンタミジン，ミトコンドリア呼吸鎖を阻害するアトバコンが使用される。

※**エルゴステロール**：脂質の成分の1つ。

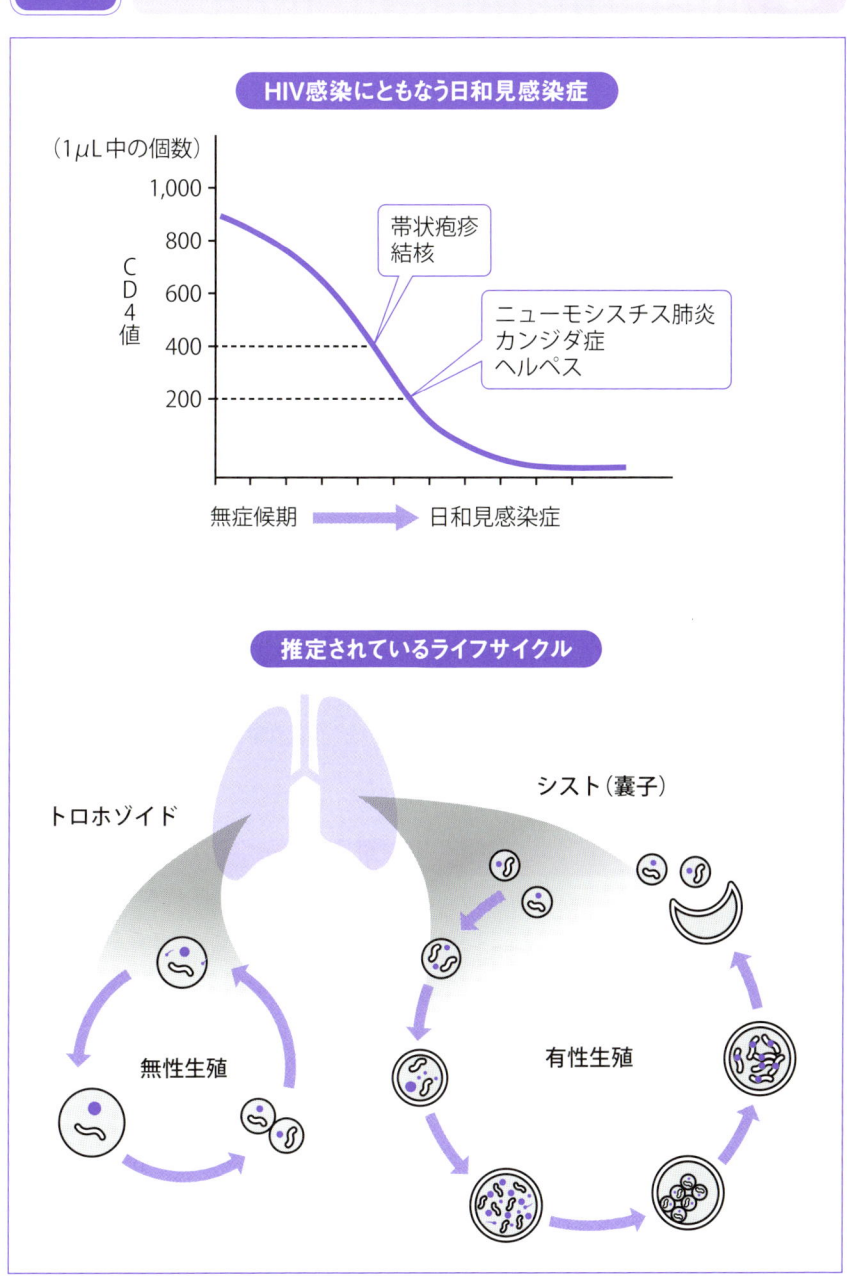

File 58 ニューモシスチス肺炎

HIV感染にともなう日和見感染症

（1μL中の個数）

CD4値

- 帯状疱疹
- 結核

- ニューモシスチス肺炎
- カンジダ症
- ヘルペス

無症候期 → 日和見感染症

推定されているライフサイクル

トロホゾイド

シスト（嚢子）

無性生殖

有性生殖

Chapter 7-6 水虫はなぜ治らない？

水虫の正式名は白癬菌

水虫という病気は，水にいる虫が原因となる皮膚炎ではない。**白癬菌**(はくせんきん)（主に *Trichophyton rubrum* と *Trichophyton interdigitale*）が原因となって足，体部，股部や頭部などに発症するかゆみをともなう皮膚感染症である。疫学調査によると，日本では1,000万人以上が水虫に罹患していると推定されている。中年男性に好発すると考えられていたが，女性の患者数も年々増加している。

白癬の多くは *Trichophyton* が原因となるが，ほかにも *Microsporum* 属菌種や *Epidermophyton* 属菌種も原因となるため，これらを総称して，**皮膚糸状菌**と呼び，これによる疾患を**皮膚糸状菌症**と呼ぶこともある。

感染症というと感染部位は血液や臓器をイメージするが，白癬菌は皮膚の角質層に好んで感染・増殖する。皮膚は表皮と真皮に区別され，表皮の一番外側を角質層と呼ぶ。角質層はケラチンと呼ばれる硬質のタンパク質がびっしりと層状に重なり合っている。これにより，外来の病原体の侵入を物理的に阻止している重要な部位である。ところが，白癬菌はこのケラチンを分解する酵素，ケラチナーゼを分泌することによりケラチンを自身の栄養源にしながら角質層で増殖を行うのである。

白癬は治る疾患

診断には患部を直接顕微鏡で観察し，原因菌の存在を証明することが大事である。具体的には患者の皮膚や爪を採取し，それに10〜20％の水酸化ナトリウム溶液を加えることにより角質層を溶解させてから，顕微鏡観察を行う。治療には外用抗真菌薬の塗布あるいはイトラコナゾールやテルビナフィンの経口投与を行う。よく，「水虫は治らない」といわれるが，「水虫は治る疾患である」。かゆみがおさまると，自己判断により投与を中断・中止してしまう患者が少なくない。しかし，角質層に少量の菌が存在していると時期を経て菌の増殖が再開し疾患へと再び進展していく（再発）。「水虫は治らない」という話は，患者自身の自己判断により治療が中断されることによるところが大きいのである。

File 59 白癬菌の主な発症部位

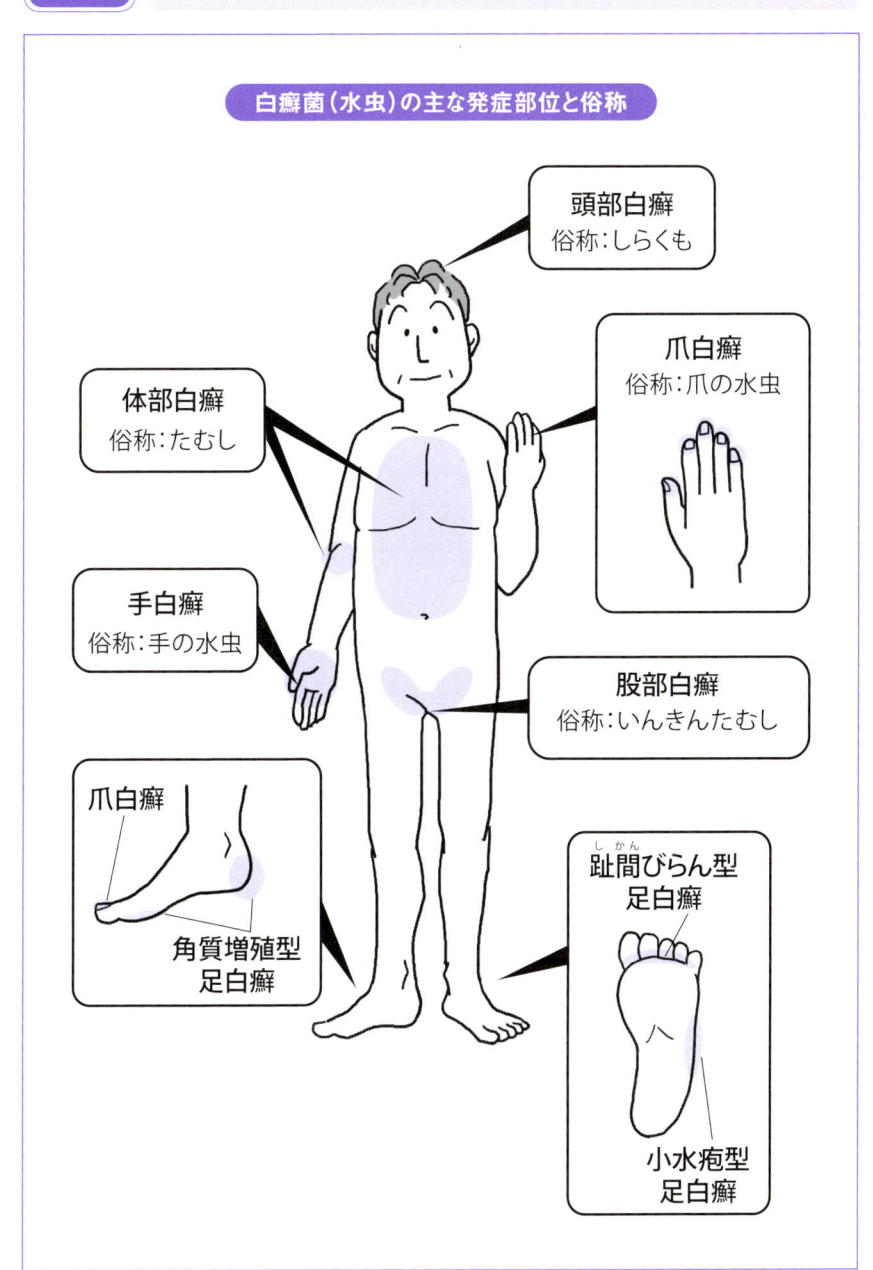

白癬菌（水虫）の主な発症部位と俗称

- 頭部白癬
  俗称：しらくも
- 爪白癬
  俗称：爪の水虫
- 体部白癬
  俗称：たむし
- 手白癬
  俗称：手の水虫
- 股部白癬
  俗称：いんきんたむし
- 爪白癬
- 角質増殖型足白癬
- 趾間びらん型足白癬
- 小水疱型足白癬

7-7 フケ症は皮脂を食べる常在菌が原因となる

マラセチアはヒトの頭皮が大好き

　意外に知られていないが，**フケ症**は真菌**マラセチア**（*Malassezia*）が原因となって発症する。フケは皮膚の角質細胞がはがれ落ちたもので，正式には落屑と呼び，炎症をともなう場合をフケ症という。厳密にいうと，皮膚科の世界ではフケ症も脂漏性皮膚炎の範疇である。頭皮は皮脂腺が発達しているので多くの皮脂が分泌されている。これをえさとして食べているのがマラセチアである。マラセチアは自然界には存在せず，ヒトを含めた動物の皮膚のみで存在する。しかも脂肪酸がないと生きていくことはできないので，実験室で培養するときも栄養源として脂肪酸を食べさせる。皮脂をまるごと食べてもマラセチアは消化（代謝）できないので，まずは自身が皮脂を分解する酵素リパーゼを分泌する。皮脂は，リパーゼによってトリグリセリドと遊離脂肪酸に分解され，遊離脂肪酸のうち，オレイン酸は頭皮に炎症を惹起させる。つまりフケ症によるかゆみは，マラセチアが皮脂を分解した脂肪酸が原因となっているのである。もちろん，フケ症の発症には身体的ストレスなどの要因もあるが，マラセチアも関与しているのは事実である。このことから，フケ防止シャンプーの多くはマラセチアの除菌を目的とした抗菌物質が含まれている。

　マラセチアの発見は古く1889年である。これは，結核菌やコレラ菌を発見したコッホ（Robert Koch）が活躍した時代と同じである。前胸部付近に白～淡褐色のシミができる癜風患者の皮膚を顕微鏡で観察したところ，真菌細胞がみつかった。これがマラセチアの最初の発見である。細胞の長径は2～4 μm位である。ほかに，前述した脂漏性皮膚炎の原因でもある。したがって，癜風も脂漏性皮膚炎の治療も抗真菌薬が適応となる。**アトピー性皮膚炎**患者は，マラセチアに対するIgE抗体を産生することから，マラセチアがアトピー性皮膚炎を増悪しているという説もある。この菌は栄養源として脂質を必要とするため，体表分布や年齢分布も脂腺の発達度と相関する。頭皮や顔面が最も多く，次に体幹で四肢には少ない。また，女性より男性が多く，年齢分布も思春期頃が最も多い。

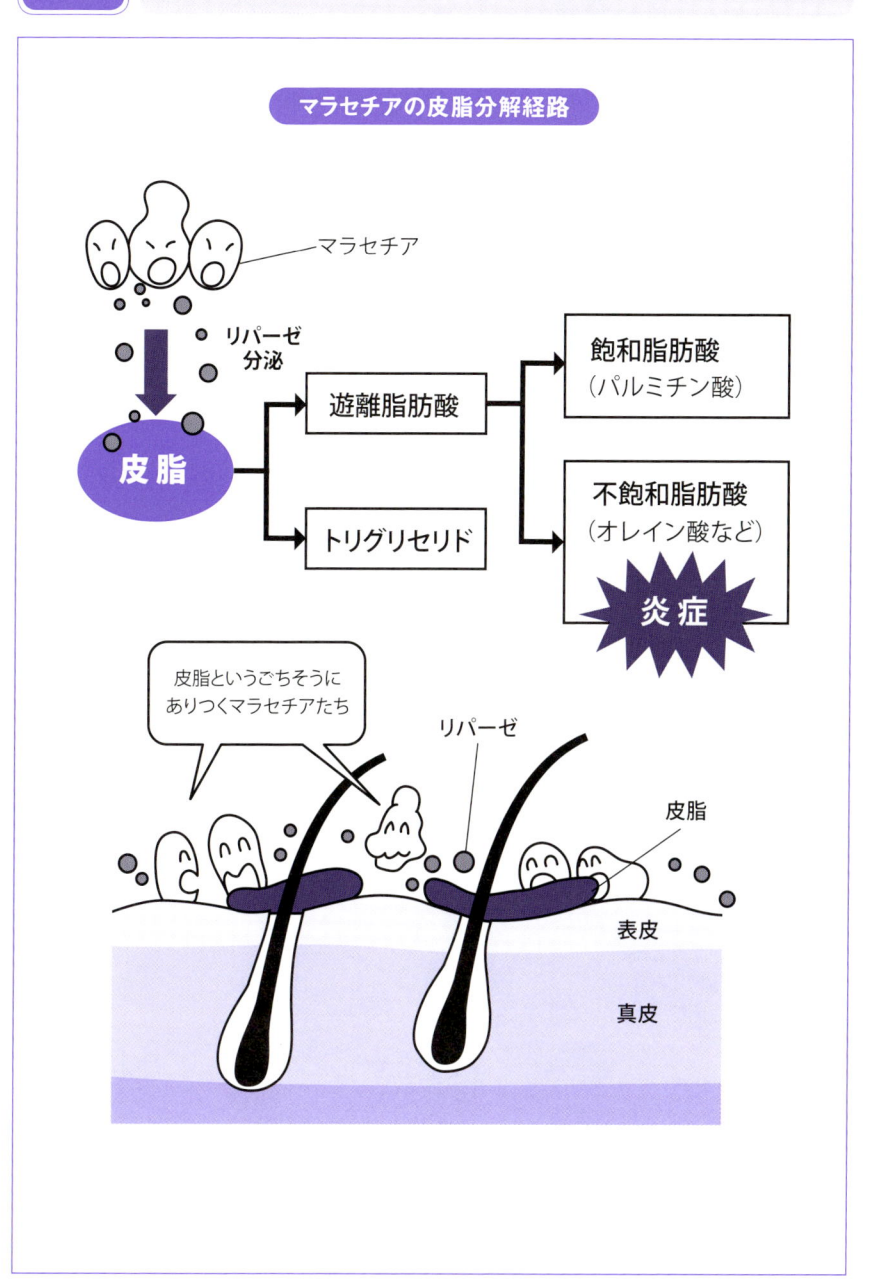

File 60 フケ症とマラセチアの関係

マラセチアの皮脂分解経路

- マラセチア
- リパーゼ分泌
- 皮脂
  - 遊離脂肪酸 → 飽和脂肪酸（パルミチン酸）
  - 遊離脂肪酸 → 不飽和脂肪酸（オレイン酸など）→ 炎症
  - トリグリセリド

皮脂というごちそうにありつくマラセチアたち

リパーゼ / 皮脂 / 表皮 / 真皮

Column

黴菌とバイキン

　いつから「バイキン」という言葉(カタカナ表記)が使われるようになったのだろうか。「バイキン」という表現に分類学的意味はないが，一般には悪いイメージをもつ微生物を指すと思われる。正しくは，「バイキン」は「黴菌」である。「黴」の訓読みは「かび」であるから，「黴菌」は「真菌」を意味する。実際に，味噌や醤油をつくる真菌アスペルギルスは，「麴黴(コウジカビ)」と書く。

　もう1つ厄介な表現が，「雑菌」である。「雑」はいろいろなものが入り交じるという意味である。われわれ研究者も，「○○に雑菌が混入した」という表現を使うことがある。これは，大事な菌あるいは材料の中に，迷惑な菌が混入した状況である。だから，「雑菌」も悪いイメージである。

　言葉は時代とともに変化するものであるが，「黴菌」は「バイキン」へと変化してほしくない。

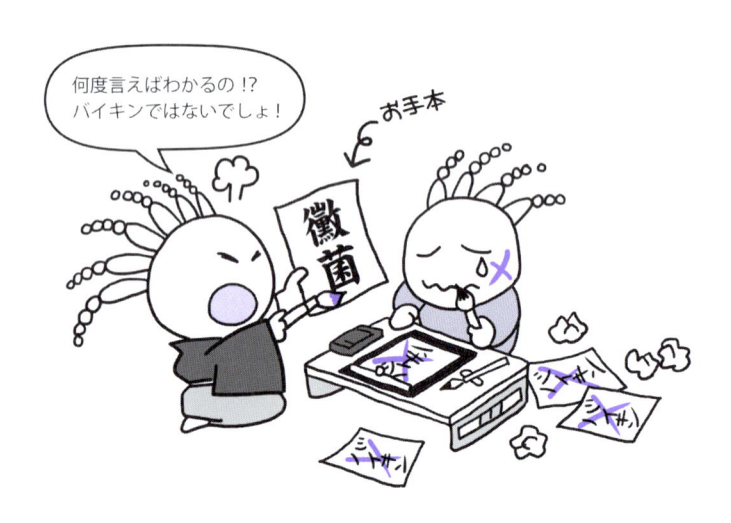

第 8 章

原虫学

原虫の種類とライフサイクル

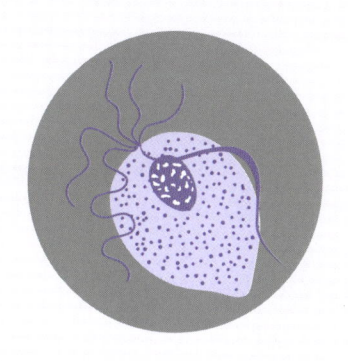

Chapter 8-1 寄生的な真核単細胞生物である原虫

原虫を分類すると

　水虫もそうだが，原虫も虫ではなく微生物である。微生物学あるいはその関連科目で学ぶ"虫"は少々混乱する。**原虫**と**蠕虫**(ぜんちゅう)の関係だ。いずれも真核細胞で運動性を示すが，前者は単細胞性生物であるのに対して，後者は多細胞性生物である。**寄生虫**という用語も存在するが，これは，教科書によっても定義があいまいである。そもそも，「**寄生**」とはある生物が別の生物の体内で生存することをさす。したがって，ウイルス（ある生物）がヒト（別の生物）の体内で生存することも寄生であるが，寄生ウイルスとはいわない。これは，すべてのウイルスは寄生しないと生きることができない生き物であるからだ。一般的に寄生虫とは蠕虫をさしていた。また，微生物とは小さくて眼には見えない生物と定義すると，蠕虫は微生物とはいえないかもしれない。つまり，眼でバッチリ見えるからだ。

　原虫の細胞構造の基本は動物細胞と大きくは異ならない。真核細胞であるから，核は核膜に包まれ，リボソームは80Sである。細胞の外側部は，運動，摂食，あるいは排泄などの機能をもつ。さらに偽足，鞭毛，繊毛，肛門，口器をもつ原虫もある。ヒトに感染して増殖するときは栄養型の形を示すが，宿主の免疫力が高まったときや糞便とともに外へ排出されるなど原虫にとって生活環境が悪化したときは嚢子型（シスト）をとる。嚢子型はいわば休眠状態である。

表　主な原虫と蠕虫

原虫	胞子虫類	トキソプラズマ，マラリア原虫，クリプトスポリジウム
	根足虫類	赤痢アメーバ
	鞭毛虫類	トリコモナス，トリパノソーマ
	繊毛虫類	大腸バランチジウム
蠕虫	線虫	回虫，鉤虫，蟯虫(こうちゅう ぎょうちゅう)，アニサキス
	条虫	エキノコックス
	吸虫	住血吸虫

File 61 主な原虫のかたち

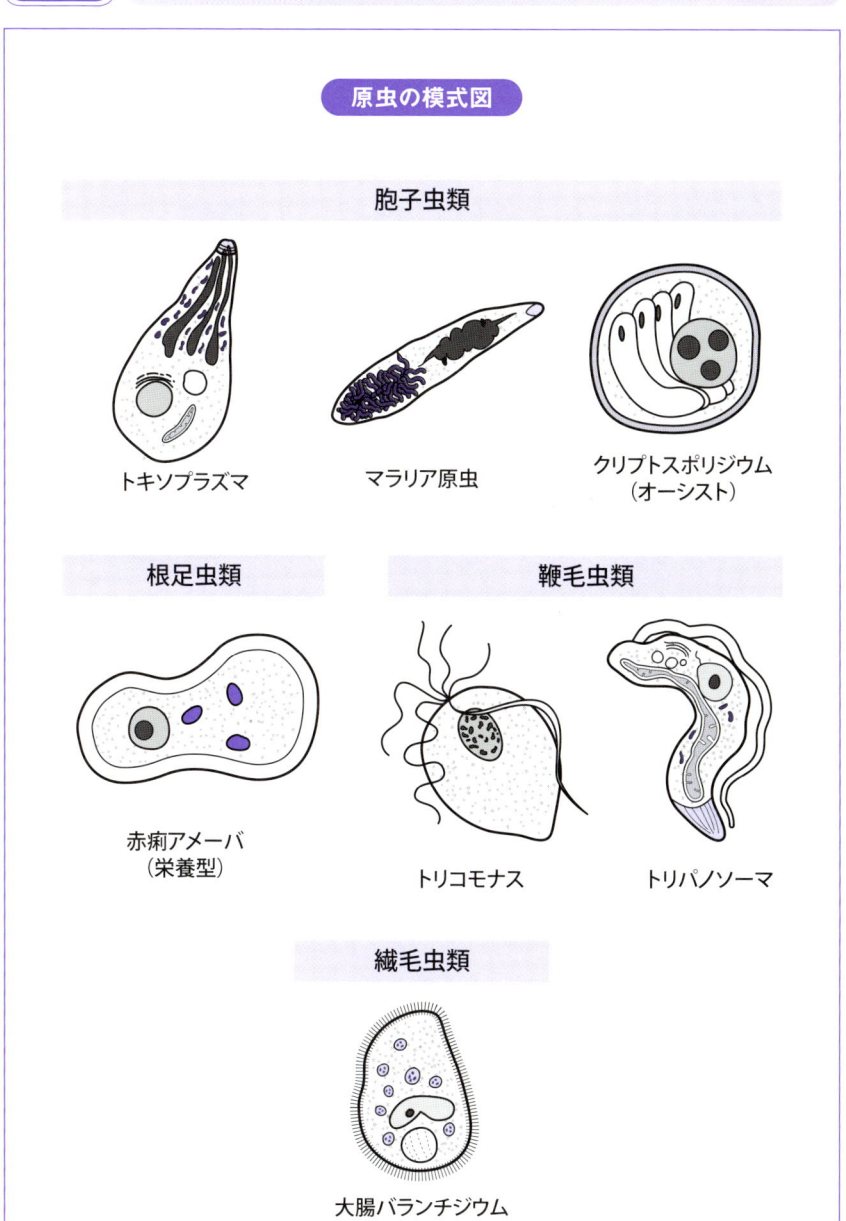

原虫の模式図

胞子虫類

トキソプラズマ

マラリア原虫

クリプトスポリジウム（オーシスト）

根足虫類

赤痢アメーバ（栄養型）

鞭毛虫類

トリコモナス

トリパノソーマ

繊毛虫類

大腸バランチジウム

Chapter 8-2 赤血球を食べる赤痢アメーバ

小腸で増殖し大腸で寄生する——形を変える原虫

　赤痢は"赤い血のまじった下痢"からつけられた病名であることは，第5章で述べた。赤痢菌による赤痢を細菌性赤痢，原虫**赤痢アメーバ**（*Entamoeba histolytica*）による赤痢を**アメーバ性赤痢**と呼ぶ。赤痢アメーバの大きさは，**栄養型**で長径が30〜45μm，**囊子型**（シスト）は球状で直径が12〜20μmである。

　赤痢アメーバは，偽足をつかって赤血球を食べる。この原虫は囊子型で飲料水や食品に混入しており，これを経口摂取すると，小腸で栄養型に形を変えて増殖する。その後，大腸に寄生してここで粘膜組織を破壊して，潰瘍を形成する。2〜3週間の潜伏期を経て腹痛や下痢で発症する。重症化すると粘膜傷害による粘液をともなった血便がみられる。これをアメーバ赤痢に特徴的な，「**イチゴゼリー状粘血便**」と呼び，1日に数回〜数十回も血便がみられる。臨床的に重要なことは，栄養型細胞が大腸病変部から血行性に転移して，その後肝臓に転移するアメーバ性肝膿瘍を起こすことである。この原虫に感染しても多くは症状のないキャリアの状態になるが，糞便中に囊子を排出し続けることがある。囊子は感染源となるため予防の点からも保有者も駆虫対象となる。治療における第1選択薬はメトロニダゾールである。

　診断はイチゴゼリー状粘血便から顕微鏡を用いて栄養型原虫を観察する。消化管には病原性を示さないアメーバも寄生しているので診断のうえではこれらを区別することは大事である。

　日本での患者数は数100例ほどであるが，世界的にみると発展途上国を中心に約5億人が感染し，そのうち，死亡者は毎年数万人以上と推定されている。先進国では男性同性愛者に感染率が高いため，赤痢アメーバ感染症は性感染症としても位置づけることもある。

　自然界には，寄生の必要がないアメーバも存在する。これを**自由生活アメーバ**と呼ぶ。多くは病原性を示さないが，まれに髄膜炎や角膜炎を起こす。角膜炎患者の大部分はコンタクトレンズ使用者なのでレンズ保存液にこのアメーバが混入していると考えられる。

File 62 赤痢アメーバの囊子型と栄養型とは

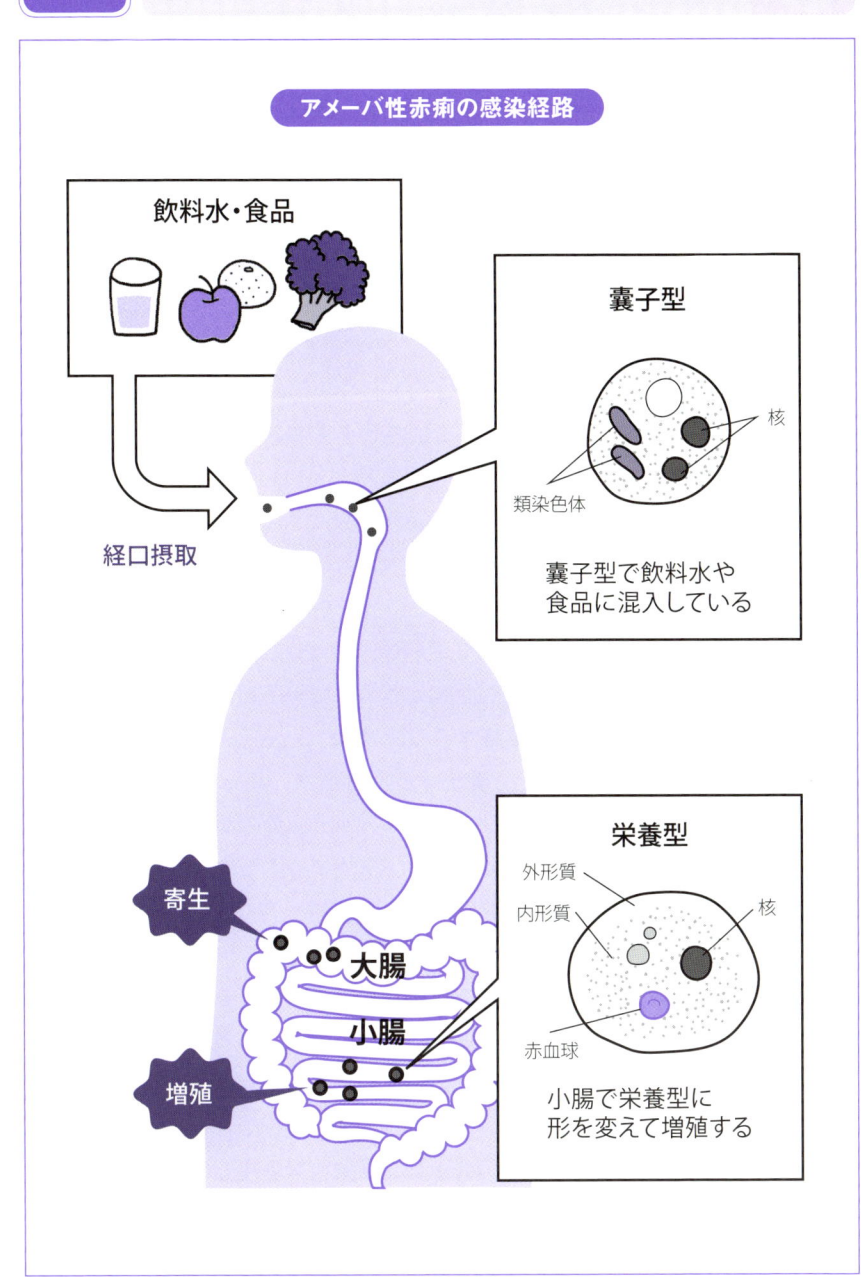

アメーバ性赤痢の感染経路

飲料水・食品

経口摂取

囊子型

核
類染色体

囊子型で飲料水や食品に混入している

寄生
増殖
大腸
小腸

栄養型

外形質
内形質
核
赤血球

小腸で栄養型に形を変えて増殖する

Chapter 8-3 地球温暖化の影響で日本でもマラリアが流行する？

マラリア原虫のライフサイクル

　マラリアは**マラリア原虫**がハマダラカによって媒介される。地球温暖化の影響でこの蚊が日本全土に生息するとマラリアも日本で流行するのではないか？という説がある。答えはともかく，マラリア原虫のライフサイクルは以下のような流れで複雑である。

1) 蚊の唾液中に含まれるマラリア原虫（この状態を**スポロゾイト**と呼ぶ）が，蚊の吸血行為によりヒトに感染する。
2) スポロゾイトは肝細胞で増殖し，ここで数千もの分裂体（これを**メロゾイト**と呼ぶ）が産生されて肝細胞を破壊する。
3) 血液に流れたメロゾイトは赤血球に感染し，これを破壊する。この感染，発育，破壊を繰り返す。
4) 一方で，蚊の体内に侵入した原虫はその後成熟し，唾液中にスポロゾイトの状態で次の感染に備えている。ヒトの体内では分裂による無性生殖で，蚊の中では生殖体の融合による有性生殖が行われている。

　ヒトに感染する原虫は，**熱帯熱マラリア原虫**（*Plasmodium falciparum*），**三日熱マラリア原虫**（*P. vivax*），**卵形マラリア原虫**（*P. ovale*），**四日熱マラリア原虫**（*P. malariae*）の4種である。前2者が大部分のマラリアの原因となり後2者による感染の頻度は非常に低い。マラリアの主な症状は発熱，脾腫と貧血である。四日熱マラリアで72時間ごと，三日熱・卵形マラリアで48時間ごと，熱帯マラリアでは36～48時間の不定期な発熱が繰り返される。これは赤血球が破壊されるときに放出されるマラリア毒素が原因となっている。

　さて，冒頭の問題に再び戻ってみよう。マラリアは，マラリア患者→蚊→ヒトの流れで感染する。熱帯熱マラリアの媒介蚊であるコガタハマダラカは沖縄には存在するが本土には存在しない。したがって温暖化にともない，日本全土にこの蚊が拡散する可能性はある。しかし，公衆衛生環境のととのった今日では蚊を見ることはほとんどなくなった。したがって，日本でマラリアが流行することはないだろうというのが，多くの学者の見解である。

File 63 マラリアの感染経路

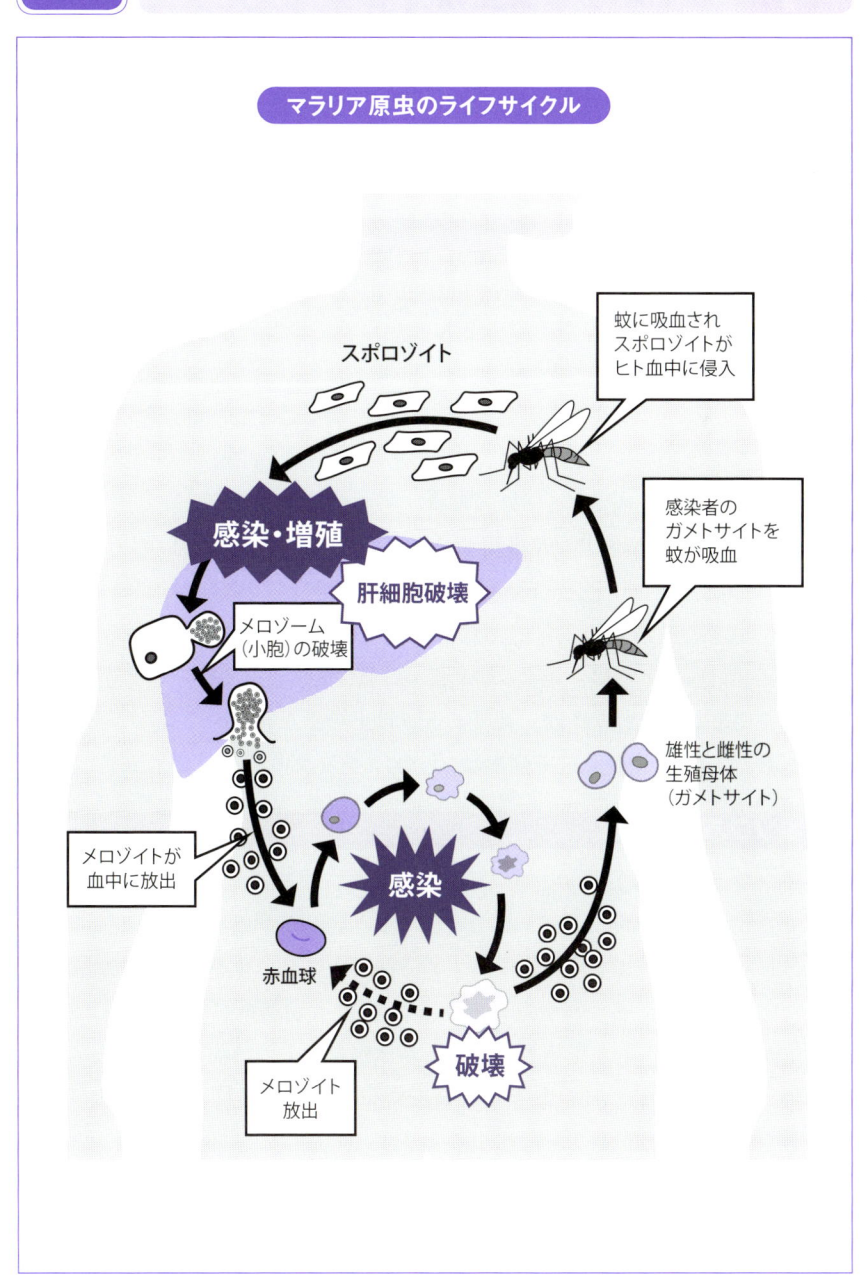

マラリア原虫のライフサイクル

スポロゾイト

感染・増殖

肝細胞破壊

メロゾーム（小胞）の破壊

メロゾイトが血中に放出

赤血球

感染

破壊

メロゾイト放出

雄性と雌性の生殖母体（ガメトサイト）

感染者のガメトサイトを蚊が吸血

蚊に吸血されスポロゾイトがヒト血中に侵入

Chapter 8-4 AIDSに関連する原虫感染症, クリプトスポリジウム症とトキソプラズマ症

　HIV感染症患者やAIDS患者ではさまざまな日和見病原体によって感染症が引き起こされるが，原虫もその原因となる。以下に代表的な原虫を述べる。

クリプトスポリジウム

　クリプトスポリジウム（*Cryptosporidium hominis*）はウシ，ブタ，イヌ，ネコ，ネズミなどの腸管寄生原虫として知られていたが，1970年代よりヒトへの感染例が報告されてきた。糞便中に排泄された原虫（この場合を**オーシスト**と呼ぶ）が水や食品に混入しこれを経口摂取することで感染が起こる。ヒトでの寄生部位は腸管上皮細胞で，ここで分裂し長径は5μmのオーシストを形成する。オーシスト内では4個のスポロゾイトが形成され，これで感染性をもつようになる。感染者1人が排出するオーシストは10^{10}個といわれている。4～10日位の潜伏期を経て，下痢や腹痛を主症状として嘔吐，軽度の発熱をともなう。患者の免疫力が正常であれば，通常は数日間で自然治癒する。一方で，HIV/AIDS患者では，重症・難治性・再発性・致死性下痢症を発症させる。下痢は血便をともなわないが，数リットル以上の激しい下痢によって死亡することもある。AIDS患者での発症率は10～20％位であり，有効な治療薬はない。

トキソプラズマ

　トキソプラズマ（*Toxoplasma gondii*）はネコの腸管上皮に寄生している。ここで分裂して最終的にオーシスト（12×10μm）が形成され糞便中に排泄される。したがって，ヒトへの感染はネコ糞便に含まれるオーシストを経口摂取することにより生じる。世界的にみると数10億人が感染しており，日本でも10％位が感染していると推定されているが健康なヒトには病原性はほとんど示さない。しかしHIV/AIDS患者では脳炎や肺炎や脈絡網膜炎などの重篤な症状を引き起こすことがある。妊娠中の女性がこの原虫に感染した場合，これが胎盤を通過して胎児に垂直感染する可能性がある。これを先天性トキソプラズマ症と呼ぶ。水頭症，脈絡膜炎による視力障害，脳内石灰化や精神運動機能障害が4大徴候として知られている。「妊婦にネコを近づけるな」はこうした背景をもとにした先人の知恵であろう。

File 64 ネコに寄生するトキソプラズマ

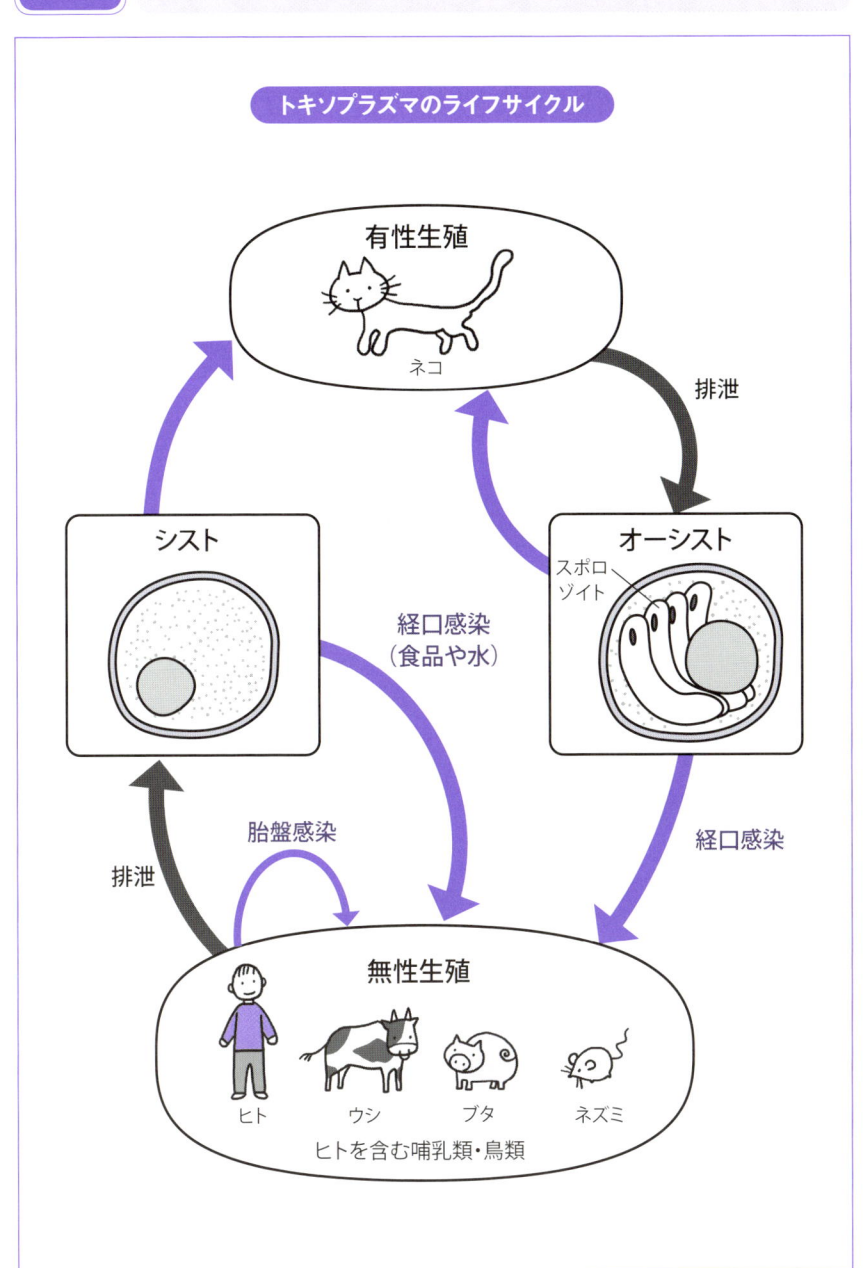

トキソプラズマのライフサイクル

- 有性生殖：ネコ
- シスト
- オーシスト（スポロゾイト）
- 無性生殖：ヒト、ウシ、ブタ、ネズミ（ヒトを含む哺乳類・鳥類）

- ネコ → 排泄 → オーシスト
- オーシスト → 経口感染 → 無性生殖
- 無性生殖 → 排泄 → シスト
- シスト → 経口感染（食品や水）→ 無性生殖
- 無性生殖 → 胎盤感染
- シスト → 有性生殖（ネコ）

Column

病原体を取り扱うときの規則

バイオセーフティレベル

　研究者が病原体を取り扱うときは，常に感染のリスクがつきまとう。また，実験が終わったからといって，病原体をそのまま一般のゴミ箱に捨てるわけにはいかない。そこには，研究者や研究施設（大学，研究所や病院）が守るべきルールがある。微生物は，ヒトあるいは動物における，1）病原性の強さ，2）治療・予防法の有無，3）伝播能力の強さなどによって，4つのリスクレベルに分類される。このレベルをバイオセーフティレベル（Biosafety level, BSL）という。

BSL1：重要な疾患を起こす可能性のない微生物が含まれる。

BSL2：病原性があるが，重大な災害とはならない病原体，あるいは重篤な感染を起こす可能性があるが治療・予防法があり，また伝播の可能性が低い病原体が分類される。実験室には，病原体を取り扱う専用のキャビネットと病原体を死滅させる高圧蒸気滅菌器を設置しなければならない。緑膿菌，破傷風菌，肝炎ウイルスや麻疹ウイルスがここに含まれる。

BSL3：感染すると重篤な疾患を起こすが，他の個体への伝播の可能性が低い病原体が分類される。BSL2の条件に加えて，実験室は二重ドアやエアロックにより外部と隔離したり，室内は陰圧，また排気は高性能フィルターを通すことにより病原体の外部への拡散を防ぐ策を講じなければならない。炭疽菌，日本猩紅熱リケッチア，HIVや強毒株インフルエンザウイルスなどがここに含まれる。

BSL4：重篤な疾患を起こし，伝播が起こりやすい病原体。また，有効な治療・予防法がない病原体が分類される。エボラウイルスが含まれる。取扱者は防護服を着用する。BSL4に対応できる施設は，世界的にみても限られている。日本では2つの研究所のみである。

第 9 章

化学療法

ヒトと病原体との戦いは続く

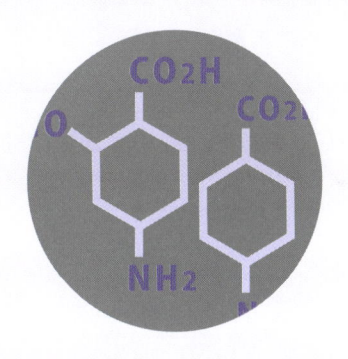

Chapter 9-1 抗菌薬の作用機序を理解する前に学んでおくこと

抗菌薬の役割

　薬の多くは内在性の異常を治すものであるが，**抗菌薬**は外来から侵入してくる病原体あるいは体内に常在している微生物の異常増殖を抑制するものである。したがって抗菌薬を使用する場合は抗菌薬と病原体の関係を理解しなければならない。もし抗菌薬がすべての微生物の増殖を抑制してしまったらどうなるのであろうか？　病原微生物は排除されるであろうが，いわゆる善玉菌も排除されてしまう。その結果，抗菌薬に効かない常在菌だけが生き残ってしまう（これを**菌交代症**と呼ぶ（p.164））。感染症の治療は，原因菌を同定して，その原因菌だけに有効な抗菌薬を用いることが大原則である。どの病原微生物に有効か示す範囲を"**抗菌スペクトル**"(p.174)と呼び，スペクトルが広い場合を"**広域抗菌薬**"，狭い場合を"**狭域抗菌薬**"と呼ぶ。原因菌が特定されず，直ちに抗菌薬の投与を開始しなければならない場合は広域抗菌薬を用いた経験的治療（エンペリックセラピー）が行われるが，原因菌が確定したら，すみやかに狭域抗菌薬に切り替えるべきである。

　抗菌薬は病原体を"殺菌"して効果を発揮するだけではない。もちろん，殺菌的に作用する場合もあるが，"静菌"的に効果を示す場合もある。つまり，病原体は死滅しないが，増殖することもない。たとえば，細菌の細胞壁の合成を阻害するβ-ラクタム系薬は病原体に殺菌的に働くが，タンパク質の合成をとめるテトラサイクリンは静菌的に作用する。

　感染症治療でやっかいなことは，病原体ごとに抗菌薬の効き目が異なることである。これを"**薬剤感受性**"といい，これを調べることを"**薬剤感受性試験**"と呼ぶ。抗菌薬はその使用を最小限（最低限の投与期間と投与量）にとどめるべきである。副作用といった一般的な現象のみならず，抗菌薬に効かなくなる"**耐性菌**"が出現すると，場合によっては世界規模での問題となる。病原菌の増殖を抑制する最小の濃度を"**最小発育濃度**（MIC, minimum inhibitory concentration）"と呼ぶ。抗菌薬の投与量はこの値を参考にしながら決められる。

File 65 抗菌薬の種類

　抗細菌薬に限らず，抗ウイルス薬や抗真菌薬も病原体の増殖を阻害するという点では同じである。ヒトに対する作用よりも微生物に対する作用が大きいことを"選択毒性"と呼ぶ。高い選択毒性をもつことがよい抗菌薬である。細菌にだけ作用させるには，細菌だけに存在する部位や代謝経路に作用させればよい。このコンセプトのもとにすべての抗菌薬は開発されている。抗細菌薬は作用機序ごとに大きく以下の5種類に分類できる。

抗細菌薬の作用別分類

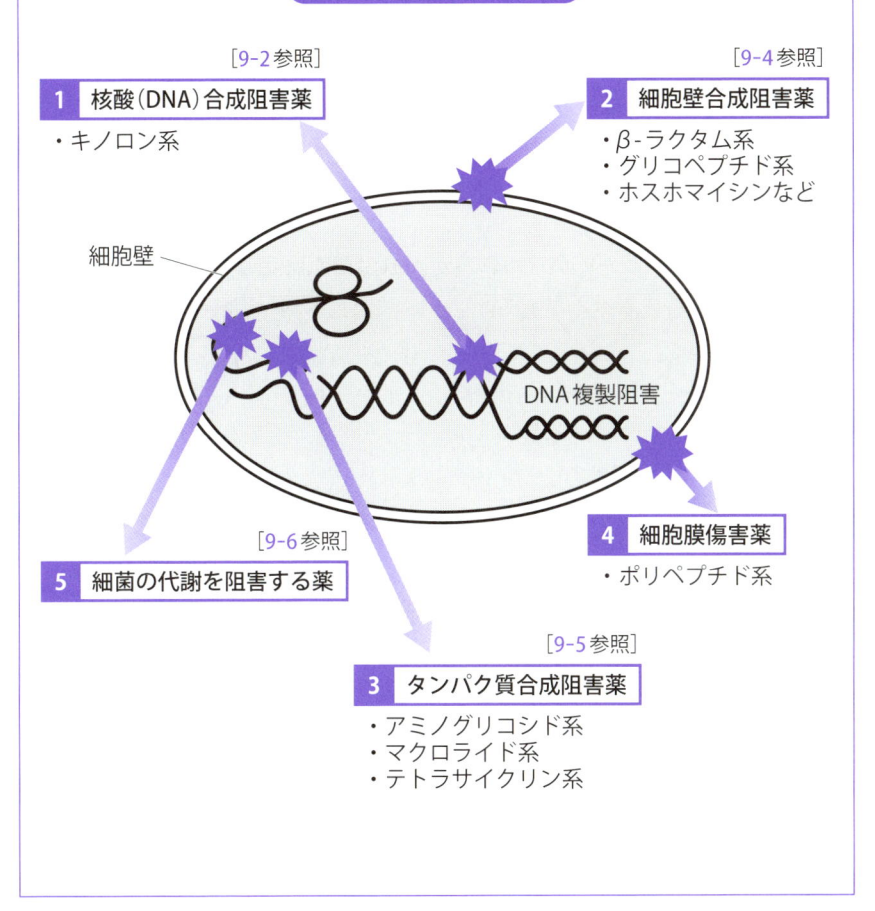

[9-2参照]
1 核酸(DNA)合成阻害薬
・キノロン系

[9-4参照]
2 細胞壁合成阻害薬
・β-ラクタム系
・グリコペプチド系
・ホスホマイシンなど

細胞壁

DNA複製阻害

[9-6参照]
5 細菌の代謝を阻害する薬

4 細胞膜傷害薬
・ポリペプチド系

[9-5参照]
3 タンパク質合成阻害薬
・アミノグリコシド系
・マクロライド系
・テトラサイクリン系

Chapter 9-2 DNAの複製を選択的に阻害するキノロン系抗細菌薬

核酸の合成を阻害する抗菌薬

あらゆる生き物は核酸が必要であるから、この核酸の合成をとめることは抗菌薬の開発につながることは誰でも理解しやすい。しかしヒトも核酸をもっているので、ヒトのDNAには作用せず細菌DNAだけに作用することが必要である。細菌DNAは二本鎖の環状DNAがらせん構造（スーパーコイル）をしてコンパクトに細胞中に収まっている。このDNAを複製するときは、このらせん構造がほどかれる。細菌は分裂するときにDNAが各々に分配されて分かれ、一次的にDNAは切断されてまた再結合する。らせん構造をほどく酵素が"**DNAジャイレース**"で、分配に関与する酵素が"**DNAトポイソメラーゼⅣ**"である（下図）。

図 **DNAのひずみ（らせん構造）を修正する酵素と分配する酵素**

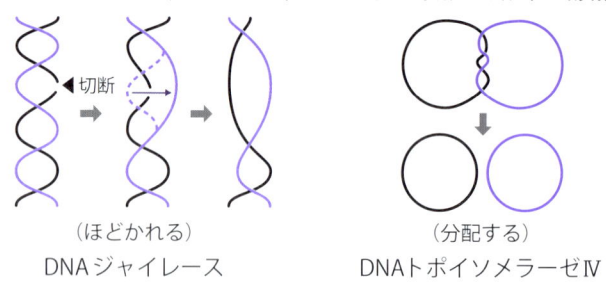

（ほどかれる）　　　　　（分配する）
DNAジャイレース　　　DNAトポイソメラーゼⅣ

キノロン系抗細菌薬は1962年にナリジクス酸として最初に開発された。これはグラム陰性菌にしか効果を示さなかったため、グラム陽性菌にも効果を示す新しい**キノロン系**、つまり**ニューキノロン系**薬剤が開発された。基本的な化学構造は、ピリドンカルボン酸である。ノルフロキサシンやオフロキサシンなど多数の薬剤が存在しグラム陽性菌、緑膿菌、マイコプラズマなど、広い抗菌スペクトルを示す。この薬の作用機序は、グラム陰性菌にはDNAジャイレースをグラム陽性菌にはDNAトポイソメラーゼⅣに結合することによりDNA複製を阻害する。ヒトにもDNAトポイソメラーゼがあるが細菌のみに結合するようにうまく工夫されている。

File 66 キノロン系薬の作用

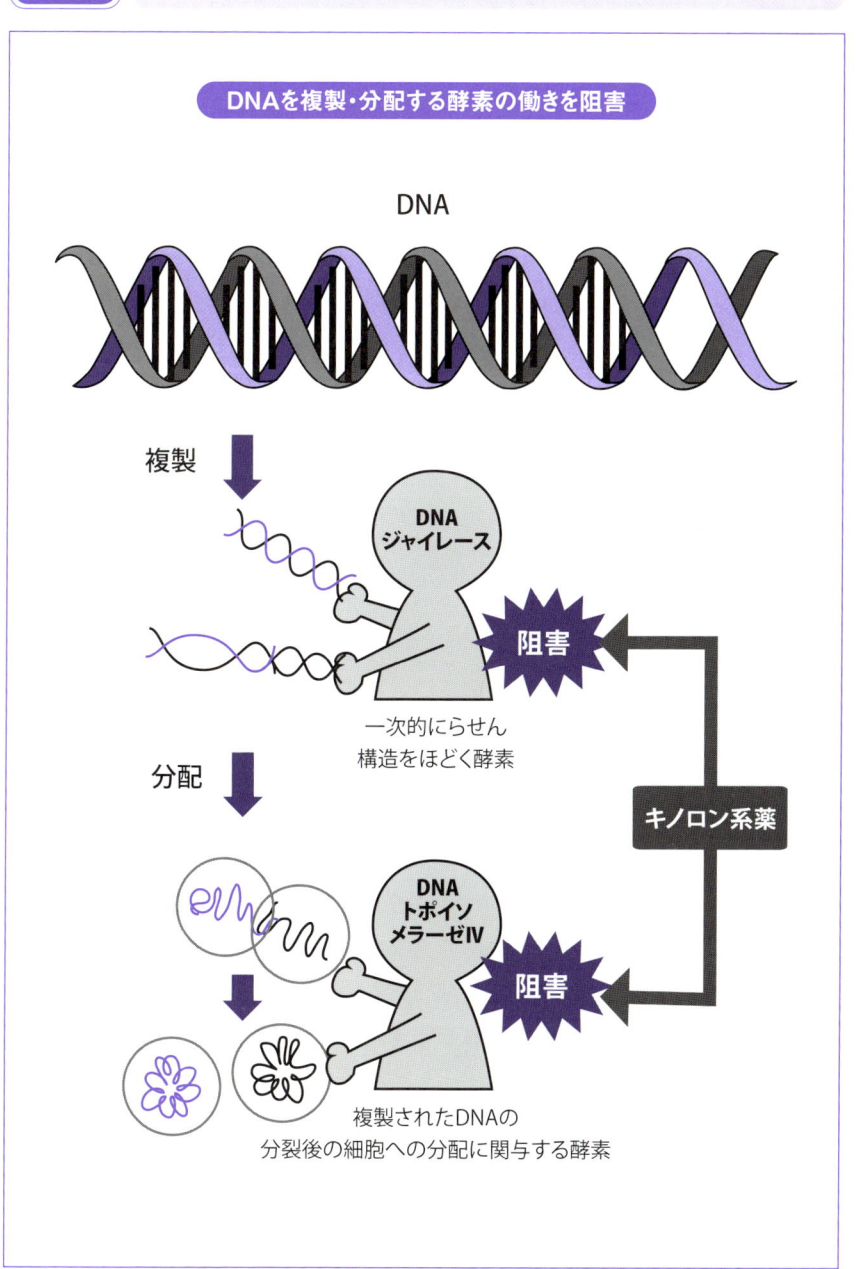

DNAを複製・分配する酵素の働きを阻害

DNA

複製

DNAジャイレース

阻害

一次的にらせん構造をほどく酵素

分配

DNAトポイソメラーゼⅣ

阻害

複製されたDNAの分裂後の細胞への分配に関与する酵素

キノロン系薬

Chapter 9-3 偶然の出来事から見つかったペニシリン

青カビから生まれた抗生物質

　抗生物質**ペニシリン**の発見は，感染症治療の歴史の中で最も画期的な出来事である。いったいどうやってペニシリンが発見されたのだろうか？　それは1つの偶然から始まった。1928年に英国のアレクサンダー・フレミング（Alexander Fleming）は黄色ブドウ球菌を培養していたときに，そこに青カビが混入してしまった。ところが青カビが増殖している周囲には黄色ブドウ球菌が増殖していなかった。彼は，青カビが細菌の増殖を阻害する物質を産生していると考え，それを青カビの学名（*Penicillium chrysogenum*）からペニシリンと名づけた。普通の研究者なら汚染された培地はすぐに廃棄するだろうが，そこに新たな現象を見いだしたことは研究者としての卓越したセンスであろう。彼の発見を展開したのがハワード・ウォルター・フローリー（Howard Walter Florey）とエルンスト・ボリス・チェーン（Ernst Boris Chain）である。1940年に彼らは青カビからペニシリンを抽出・単離することに成功し，翌年には臨床試験でその効果を確認した。その後の改良により大量製造にも成功し，第二次世界大戦で負傷した多くの兵士に投与された。日本でも戦後まもなくペニシリンが用いられた。この業績から1945年にフレミング，フローリーとチェーンはノーベル生理学・医学賞を受賞した。

　ところで，"**化学療法**"とは，化学物質を用いて体内に侵入してきた病原体を抑制する治療法のことである。これはがん治療に対しても用いられる用語である。化学療法に用いる薬，すなわち化学療法薬は抗菌薬と言い換えることもできる。実は**抗生物質**は抗菌薬の一部である。微生物が産生する化学療法薬を抗生物質と呼び，サルファ剤のような完全化学合成された抗菌薬と区別している。これは，もともと抗菌薬は青カビのような微生物から抽出されてきたが，現在では化学合成も行われているために区別されるようになっている。したがって微生物がつくる抗がん剤も抗生物質と呼ぶ。

　ペニシリンの発見以来，さまざまな微生物から抗生物質の探索が行われた。特にグラム陽性細菌である**放線菌**（p.172）が多くの抗生物質を産生している。

File 67 ペニシリン物語

パンなどに生える青カビは誰しも日常よく見る光景である しかし，1人の研究者が偶然にもそのカビから歴史的な発見をした

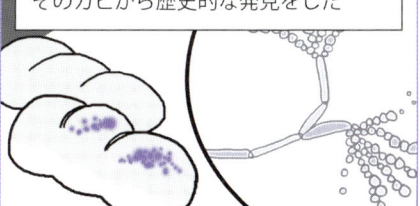

名はアレクサンダー・フレミング（英国）1928年のことであった

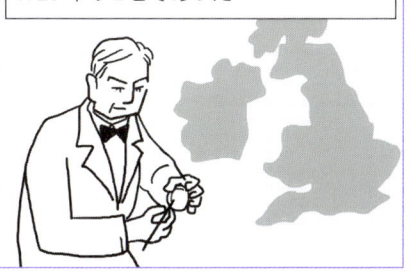

ある日，黄色ブドウ球菌を培養していたシャーレが青カビに汚染されたよく見るとカビのまわりだけ菌の発育が抑えられていることに気づいた

シャーレの中の小さな発見が今日の抗菌薬開発の大きな一歩であったといえる

その後，彼の研究はフローリーとチェーンによって継承される 1940年，彼らは青カビからペニシリンを抽出し抗生物質の大量生産に成功した

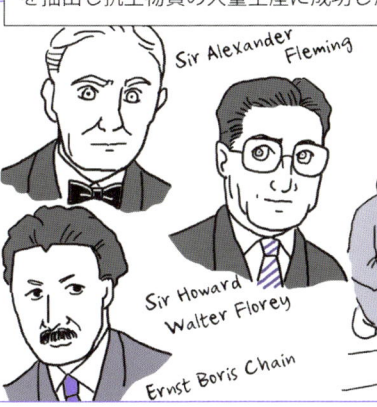

1945年，多くの命を救った功績でフローリーとチェーン そしてフレミングの3名はノーベル生理学・医学賞を受賞した

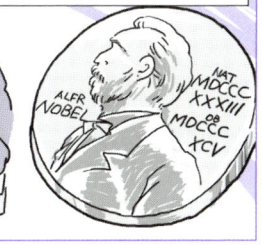

Sir Alexander Fleming
Sir Howard Walter Florey
Ernst Boris Chain

Chapter 9-4 細胞壁の生合成をとめる ペニシリンとセフェム系抗細菌薬

細胞壁合成阻害薬の誕生

　フレミングによる**ペニシリンG（ベンジルペニシリン）** の発見は感染症治療に革命を起こした。この薬の作用点は細菌細胞壁の生合成の阻害である。細胞壁は細菌が生体内で生きるうえで必要な細胞構成成分であるため、細胞の浸透圧の等張性が保たれなくなると細胞は破裂する。ペプチドグリカンはペプチドと糖からなるグラム陽性菌と陰性菌の細胞壁の共通の化学物質である（p.16）。この小さなパーツ、つまりペプチドや糖がいくつもの酵素反応により組み立てられて巨大なペプチドグリカンができあがる。組み立ての最終段階で酵素はD-Ala-D-Ala（アミノ酸であるアラニン）に結合することにより、ペプチドグリカンの組み立てが完成する。**[File68]** のペニシリンとD-Ala-D-Alaの化学構造を見比べてほしい。2つは非常に類似しているため、酵素が間違えてペニシリンに結合してしまう。すると、ペプチドグリカンの組み立てができなくなるため、細胞壁はできない。結果的に細菌細胞は破裂してしまう。この酵素はペニシリンが結合することから、**ペニシリン結合タンパク質（PBP）** ともいう。

　フレミングが発見したペニシリンGは抗菌スペクトルが狭く、また酸に不安定なため内服できない欠点があった。そこでペニシリンGの化学構造を一部変化させて酸に安定、すなわち内服可能なペニシリンが開発された。ペニシリンはβ-ラクタム環と呼ばれる構造をその分子内にもつ薬剤の総称である。病原菌によっては、β-ラクタム環を破壊する酵素ペニシリナーゼを産生することができる。当然ながらこの菌には効果を示せないので、ペニシリナーゼに抵抗をしめすペニシリンがさらに合成された。抗菌スペクトルが狭い点を克服したのが広域ペニシリン、**アンピシリン**である。

　1955年にペニシリンと類似した化学構造セファロスポリン環をもつ**セファロスポリンC**が発見された。作用点はペニシリンと同じである。ペニシリンと同様に活性部位を破壊する酵素セファロスポリナーゼを産生する病原菌も存在する。これに抵抗する薬剤あるいは広域抗菌スペクトルを示すように改良に改良が重ねられて、第一世代→第二世代→第三世代→第四世代へと進化していった。

File 68 細胞壁合成阻害薬──作用のしくみ

ペニシリンとD-Ala-D-Alaの構造は重ね合わせると似ているのがよくわかります

ペニシリン　β-ラクタム環　　D-Ala-D-Ala

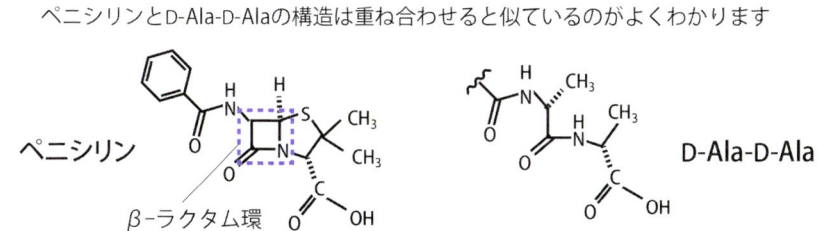

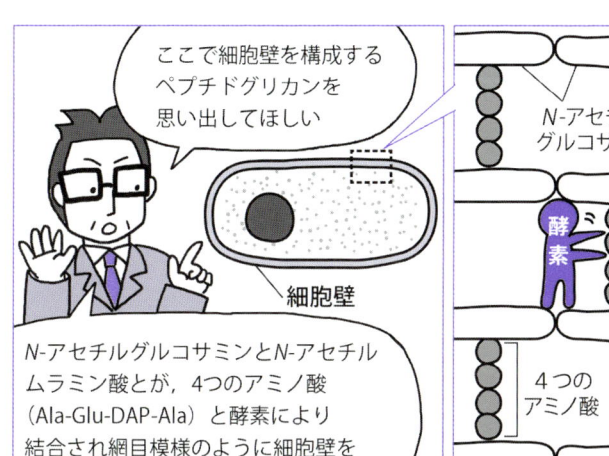

ここで細胞壁を構成するペプチドグリカンを思い出してほしい

細胞壁

N-アセチルグルコサミンとN-アセチルムラミン酸とが，4つのアミノ酸（Ala-Glu-DAP-Ala）と酵素により結合され網目模様のように細胞壁を形成（架橋構成）しています

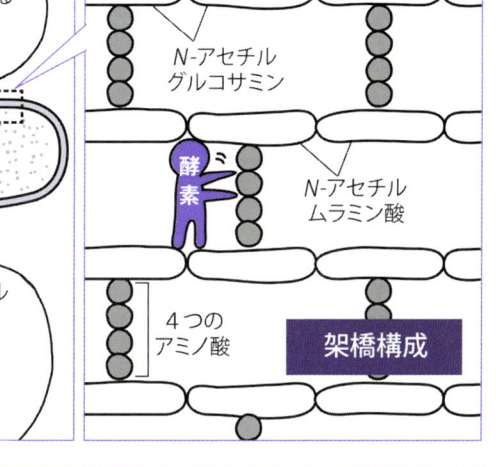

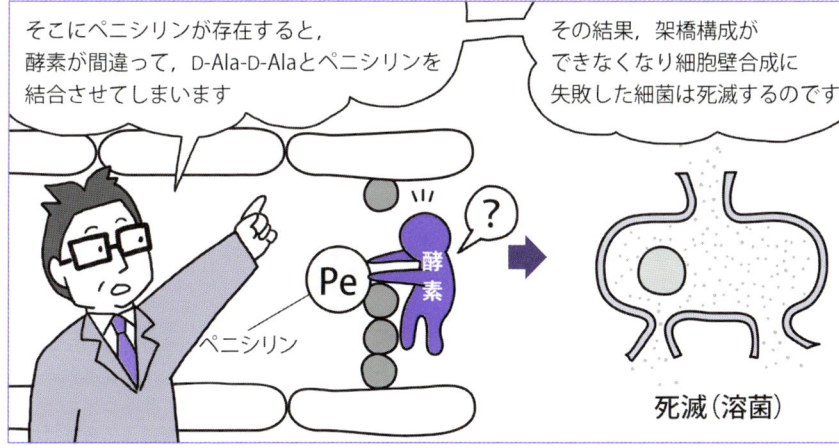

N-アセチルグルコサミン
N-アセチルムラミン酸
酵素
4つのアミノ酸
架橋構成

そこにペニシリンが存在すると，酵素が間違って，D-Ala-D-Alaとペニシリンを結合させてしまいます

その結果，架橋構成ができなくなり細胞壁合成に失敗した細菌は死滅するのです

Pe ペニシリン　酵素　?

死滅（溶菌）

Chapter 9-5 タンパク質の生合成をとめる抗細菌薬

タンパク質合成阻害薬

　いかなる生物でも自身の生存のために必要な分子は，核酸とタンパク質である。この2つをもたない生物は存在しない。したがって，タンパク質の合成をとめれば細菌の増殖は抑制することができる。標的はタンパク質の合成工場であるリボソームである。ここで重要なポイントは，薬の選択毒性である。ヒトも細菌もタンパク質合成のプロセスは基本的に同じであるため，細菌のみのタンパク質合成を選択的にとめる必要がある。第2章に真核細胞と原核細胞の差異についてまとめている。真核細胞であるヒトのリボソームは80S（40Sと60Sサブユニット）であるのに対して，原核細胞である細菌は70S（30Sと50Sサブユニット）である。この違いを利用して抗細菌薬が開発されている。30SサブユニットにmRNAが結合し，次に50Sサブユニットが結合し70Sリボソームができる。抗細菌薬は，このいずれかのサブユニットに結合してタンパク質の合成をとめてしまう。タンパク質合成に作用する薬は静菌的であって一般に殺菌的には働かない。

表　タンパク質の生合成をとめる抗細菌薬

抗細菌薬の系名	特徴	薬剤名
アミノグリコシド系	グラム陽性菌，グラム陰性菌や結核菌など広い抗菌スペクトルをもつが，消化管から吸収されないため注射薬のみとなる。アミノグリコシド系のみ殺菌的に働く	ストレプトマイシンやカナマイシンなどがある。アルベカシンもここに含まれ，これは数少ないメチシリン耐性黄色ブドウ球菌（MRSA）に対する治療薬
テトラサイクリン系	グラム陽性菌，グラム陰性菌あるいはマイコプラズマなど広い抗菌スペクトルを示す。また，細胞内への移行性がよいため細胞内寄生菌であるクラミジアやリケッチア感染症にも用いる	テトラサイクリンやミノサイクリンなど
マクロライド系	大部分のグラム陽性菌に有効であるが，グラム陰性菌には効果が弱い。これはこの薬が細胞内に入りづらいことと，この薬を吐き出すポンプが細胞内に存在するためである	エリスロマイシンやアジスロマイシンなどがある。また消化管のヘリコバクター・ピロリの除菌に用いるクラリスロマイシンもここに含まれる

File 69 細菌のタンパク質合成を阻害するプロセス

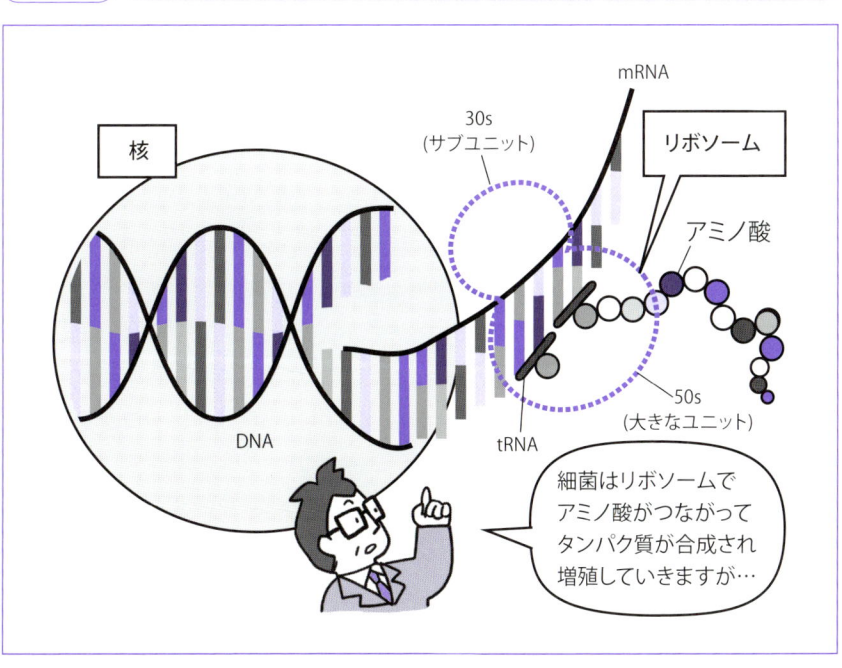

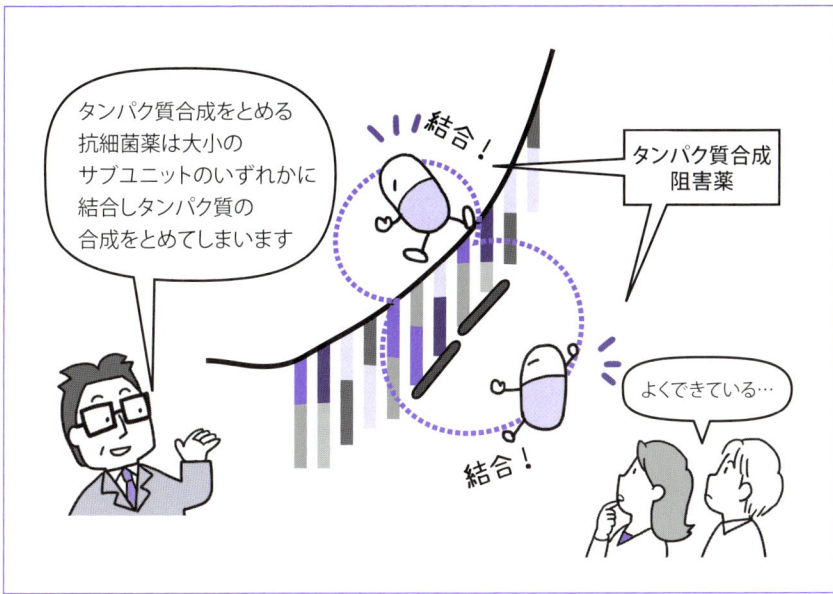

Chapter 9-6

細菌がもつ物質の偽物を使う——代謝拮抗薬

細菌の代謝を阻害する抗細菌薬

　偽物といっても偽薬ではない。細菌の生存に必要な物質の偽物のことである。薬として着目したのがビタミンの一種である葉酸の生合成経路である。葉酸はヒトでも必須のビタミンでこれが欠乏すると貧血などを起こすが，細菌では，葉酸は核酸合成のための補酵素※1として働く。細菌はヒトのように食べ物として葉酸を摂取するわけにはいかないので，これを自ら合成して用いている。したがって葉酸が欠乏すると核酸の合成ができなくなるので細菌は死滅する。

　細菌は最終的に**テトラヒドロ葉酸**を合成するが，それは**ジヒドロプテリジンピロリン酸**を原料とする。これが，1) ジヒドロプテリン合成酵素によりパラアミノ安息香酸と結合してジヒドロプテリン酸になり，2) さらにジヒドロ葉酸に変換される，3) 最後に，ジヒドロ葉酸還元酵素によりテトラヒドロ葉酸が合成される。

　スルファメトキサゾールなどの**サルファ剤**の開発の歴史は古い。サルファ剤の化学構造はジヒドロプテリン合成酵素の基質※2であるパラアミノ安息香酸に類似している［File70］ため，ジヒドロプテリン合成酵素は偽物であるサルファ剤を本物として自身の細胞に取り込んでしまう。結果的に生合成反応はここでとまる。この酵素はヒトになく細菌だけに存在するので，抗菌薬としての選択毒性が発揮できる。グラム陽性菌や陰性菌などの広い抗菌スペクトルを示すが，その作用は静菌的である。**パラアミノサリチル酸**もパラアミノ安息香酸と類似した化学構造を示す。これは結核菌に対して作用を示す。**代謝拮抗薬**の基本はいかにして，代謝にかかわる物質の偽物をつくるかである。

　また，サルファ剤とは化学構造は異なるが**トリメトプリム**はジヒドロ葉酸還元酵素を阻害する。この葉酸合成経路の2か所を同時に遮断すれば抗菌作用は高まるはずである。この考えにもとづいて，サルファ剤のスルファメトキサゾールとトリメトプリムを5：1の割合で配合した**ST合剤**が開発された。これは細菌のみならず，ニューモシスチス肺炎にも有効である。

※1　補酵素：酵素反応を助ける化学物質でビタミンが代表的である。
※2　基質：酵素反応によって触媒される化学物質をさす。

File 70 サルファ剤は成りすまして細菌をあざむく

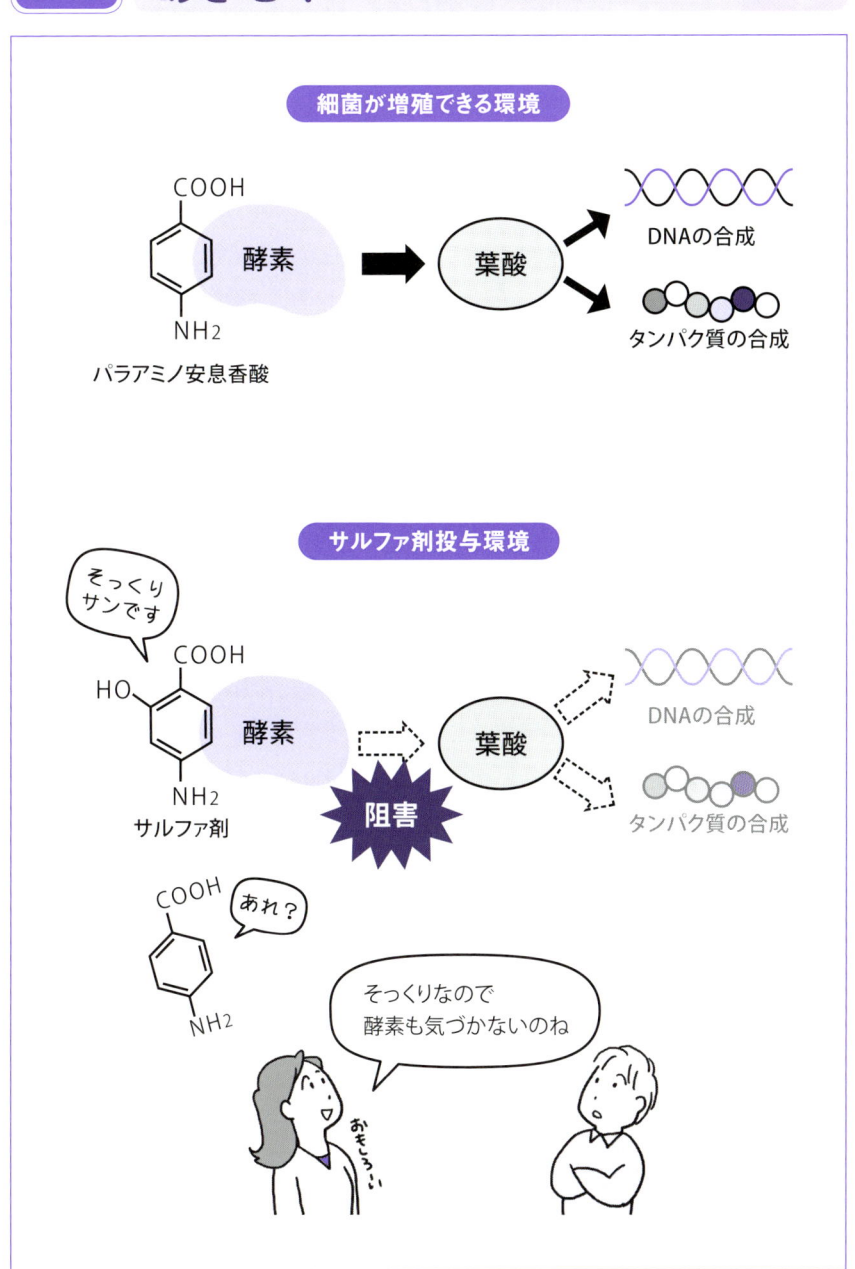

Chapter 9-7 病原菌も抗菌薬に抵抗して生き延びる能力を獲得した

病原菌の反撃が始まった

　抗菌薬はわれわれを感染症の脅威から救ってくれた．しかし，**病原菌**もだまって負けているわけではなく，数10年前から病原体の反撃が始まった．つまり，抗菌薬の量をいくら増やしても，また種類をかえても抗菌薬が効かなくなるのである．抗菌薬が効かない菌を"**耐性菌**"と呼び，複数の抗菌薬にも効かない菌を"**多剤耐性菌**"と呼ぶ．実際に，抗菌薬の使用量は耐性菌の出現頻度と相関する．薬を効かなくする主な機序は以下のとおりである．

1) **抗菌薬を不活化する耐性菌**：ペニシリンの抗菌力発揮には，β-ラクタム環が重要であるため，これが破壊されるとその効力を失う．耐性菌はβ-ラクタム環開裂酵素，**β-ラクタマーゼ**を産生することによりβ-ラクタム環を破壊する．クロラムフェニコールでは，その化学構造中の-OH部分が-COCH$_3$（アセチル基）に変化することで効力を失う．このアセチル基は耐性菌が産生するアセチル化酵素により反応が行われる．同様にアミノグリコシド系も，その-OH部分がリン酸などに置き換えられる．このように耐性菌は抗菌薬の化学構造変化を起こして，効力を失わせるのである．

2) **薬剤の細胞外への排出**：病原細菌は細胞の中にいったん取り込まれた薬を外に吐き出すことができる．この装置を**薬剤排出ポンプ**と呼ぶ．テトラサイクリンはこのポンプにより細胞外へ排出される．抗真菌薬のうちのフルコナゾールなどのアゾール薬も薬剤排出ポンプによって排出される．細胞内に薬が存在しないのであるから，薬が効かないのは当然である．

3) **薬剤親和性の低下**：アミノグリコシド系やマクロライド系などのタンパク質合成をとめる薬は細菌のリボソームRNAに結合することで効果を表す．この結合する部分のアミノ酸に変異が生じると薬は結合できなくなる．

　では，耐性に関する酵素はどこからくるのであろうか？　これらの多くは薬剤耐性プラスミドが原因となる．本来，抗菌薬に効くはずの細菌が，別の細菌からこのプラスミドを受け取ると，耐性化してしまう（p.32）．

File 71 病原菌の反撃!?

薬剤耐性の種類

1) 抗菌薬を不活化させる

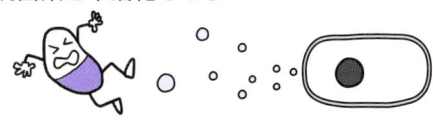

薬剤を効かなくする酵素を産生する

2) 薬剤を細胞外へ排出させる

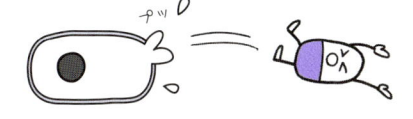

薬剤排出ポンプを備える

3) 薬剤親和性の低下

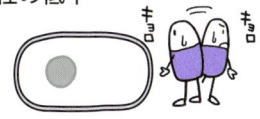

病原菌自体が構造を変える

プラスミド上の耐性遺伝子の広がり方

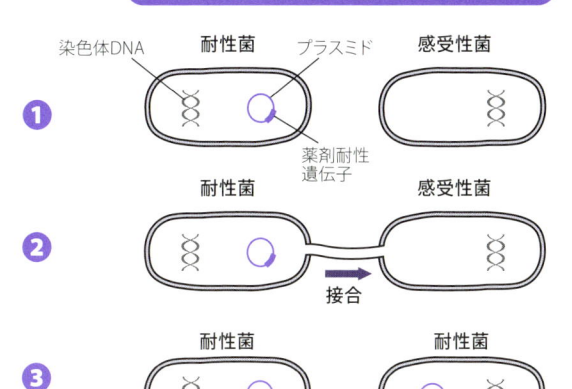

❶ 染色体DNA／耐性菌／プラスミド／感受性菌／薬剤耐性遺伝子

❷ 耐性菌／感受性菌／接合

❸ 耐性菌／耐性菌

もし、プラスミドに複数の耐性遺伝子が含まれていたらこれを受け取った感受性菌も多剤耐性菌となってしまう

Chapter 9-8 MRSAと戦う

どこまでも続く細菌との戦い

　メチシリン耐性黄色ブドウ球菌（MRSA） の出現はどこの国でも大きな問題となっている。戦後にペニシリンが普及したが，ペニシリンの β-ラクタム環を破壊する酵素ペニシリナーゼを産生する細菌も出現した。これに対抗するために，ペニシリナーゼにも分解されないメチシリンが開発されたが，すぐさまメチシリンにも耐性な黄色ブドウ球菌（MRSA）が出現してしまった。1980年頃から世界的にMRSAによる院内感染が深刻化し，現在では患者から分離される黄色ブドウ球菌の大部分がMRSAである。メチシリン耐性と呼ぶが，実際には多くの抗細菌薬にも耐性になっていることが多い。ペニシリンなどの β-ラクタム系抗菌薬は細胞壁の構成成分であるペプチドグリカンの合成をとめる。この細胞壁合成に関与する酵素にはペニシリンに結合する部位（ペニシリン結合タンパク質，PBP）があるが，MRSAでは新しいPBPがつくられるために，薬はこれに結合できない。新しいPBPは *mec* と呼ばれる遺伝子からつくられ，この遺伝子は他の細菌から運ばれてくる。

　さて，再度われわれがMRSAに立ち向かう順番となった。抗MRSA薬**バンコマイシン**が開発された。この薬はペプチドグリカンをつくる部品の1つであるD-Ala-D-Ala部分に直接結合することにより効力を発揮する。

　ところが，MRSAへの切り札というべきバンコマイシンに対する耐性菌，**VRSA**（Vancomycin-Resistant *Staphylococcus aureus*）が新たに出現した。VRSAの戦略は，D-Ala-D-Alaを乳酸あるいはセリンに変化させてバンコマイシンを結合させなくしたことである。われわれは，今度はセリンへ結合できる薬を開発するか，まったく新しい発想に基づいてVRSAと戦わないといけない。黄色ブドウ球菌に限らず病原細菌は，相手に応じて自らの化学構造を次々に変えていく，優秀な化学者ともいえる。

File 72 感受性菌と耐性菌の違い

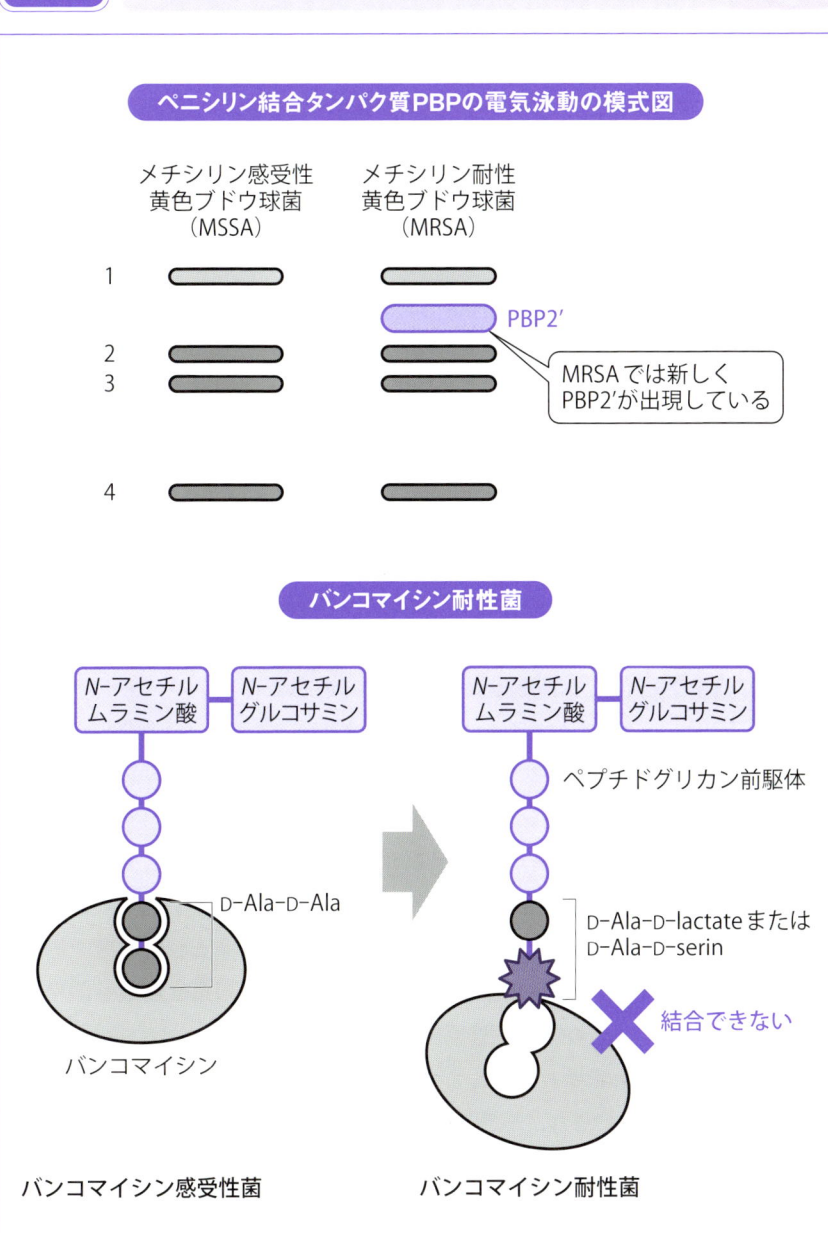

ペニシリン結合タンパク質PBPの電気泳動の模式図

メチシリン感受性黄色ブドウ球菌（MSSA） / メチシリン耐性黄色ブドウ球菌（MRSA）

MRSAでは新しくPBP2'が出現している

バンコマイシン耐性菌

N-アセチルムラミン酸 — N-アセチルグルコサミン

D-Ala-D-Ala

バンコマイシン

バンコマイシン感受性菌

ペプチドグリカン前駆体

D-Ala-D-lactate または D-Ala-D-serin

結合できない

バンコマイシン耐性菌

Chapter 9-9 抗菌薬を投与したら新しい感染症が起こる

菌交代症とは

　特定の病原菌だけに作用する抗菌薬はなかなか存在しない。われわれのからだは多種多様な微生物で覆われているので，抗菌薬を投与すると少なからず本来効かなくともよい常在微生物のバランスが乱れることがある。つまり，投与された抗菌薬によって常在菌の増殖も抑制されてしまう。また，一部の常在菌はそのまま生き残る場合もあるので，それだけが選択的に増殖してしまう。その結果，その菌が原因となって新たな感染症を起こす場合がある，これを"**菌交代症**"と呼ぶ。作用機序を考えると，"広域抗菌薬"ほど，菌交代症を起こす可能性が高まる。主な発症部位は，腸管，口腔や腟である。

1) **腸内細菌のバランスが破綻して起こる菌交代症**：*Clostridium difficile* は嫌気性のグラム陽性桿菌で腸管に常在する。クリンダマイシンやリンコマイシンあるいはセフェム系などの広域の抗細菌薬が投与されると腸内細菌叢が乱れてこの菌が異常増殖することがある。この菌は毒素を産生し，これが大腸粘膜に潰瘍を起こしそれを覆う偽膜の形成が起こる。その結果下痢が起こり，重症化すると死亡する場合もある。治療は，投与中の抗菌薬の使用を中止し，バンコマイシンの投与を行う。そのほか，黄色ブドウ球菌や緑膿菌による感染症も知られている。

2) **腟内細菌のバランスが破綻して起こる菌交代症**：腟は外界との接点であるため，さまざまな防御機構が働き女性の健康を維持している器官である。腟内には多くの**乳酸菌**（*Lactobacillus*）が常在しており，これが乳酸を産生することにより腟内pHを弱酸性に保持している。多くの菌は弱酸性の環境では生きていけないため外来の病原菌の侵入をここで阻止している。一方で，ここには真菌*Candida*も常在している。抗細菌薬の投与により善玉である乳酸菌の増殖が抑制され，抗細菌薬に効かない真菌*Candida*が生き延びることになる。その結果，外陰部などにかゆみをともなう腟カンジダ症を発症する。

File 73 菌交代症が起こるしくみ

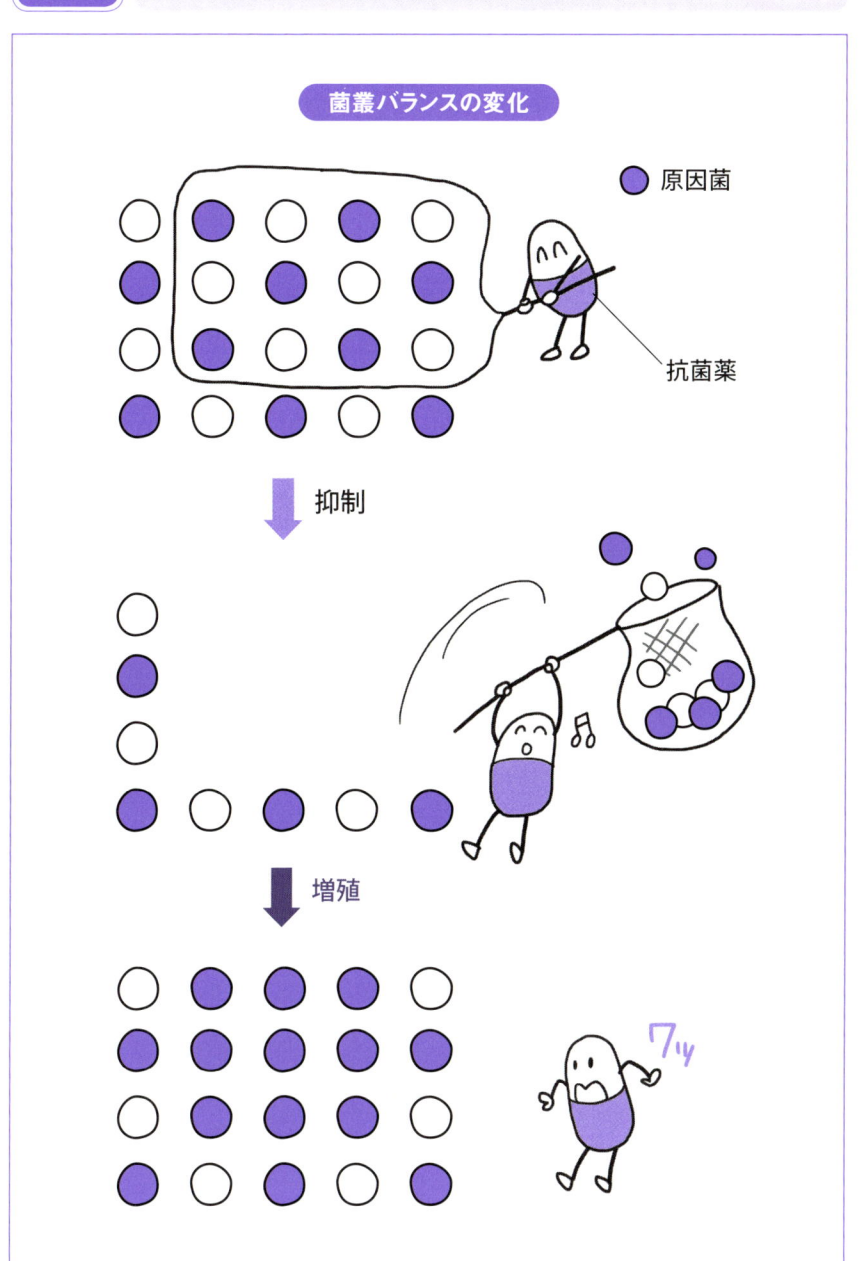

菌叢バランスの変化

● 原因菌

抗菌薬

↓ 抑制

↓ 増殖

Chapter 9-10 HIVの増殖プロセスから理解する抗HIV薬

抗ウイルス薬でも最も種類が多い抗HIV薬

　ヒト免疫不全ウイルス，HIVによる感染症では，もし治療を行わないと予後は数年といわれている。それゆえに抗ウイルス薬の中でも**抗HIV薬**は最も種類が多い。HIVの増殖プロセスはp.100でも述べたが，ここでは薬の作用の点からまとめてみる。

1) **HIVの受容体への結合**：HIVはCD4陽性Tリンパ球の表面にある**ケモカインレセプター**（CCR5とCXCR4）を介して結合する。現在は，CCR5受容体との結合を阻害する薬がある。

2) **HIVゲノムの逆転写**：HIVは自身が産生する逆転写酵素を使ってRNAをDNAに転写する。ヒトはDNAからRNAに変換する生き物なので逆転写酵素はもっていない。したがって，HIVの逆転写酵素の阻害は非常に大きな選択毒性となる。この酵素の基質となる核酸塩基※と化学構造が似ている薬を投与する。酵素は偽物を本物と間違えて取り込んでしまうためDNAの合成が停止する。これ以外にも逆転写酵素に直接結合して酵素を失活させる薬もある。

3) **HIVゲノムのヒト染色体への組み込み**：逆転写してDNAになるとヒト染色体の中にHIV自身が産生する**インテグラーゼ**という酵素をつかって潜り込むとHIVはヒトに完全に寄生した状態になる。この酵素もヒトには存在しないので高い選択毒性をもつ。

4) **HIVの成熟**：ウイルスの成熟にはタンパク質分解酵素であるプロテアーゼが必要である。したがって，この機能を阻害すればウイルスの増殖も抑制されるが，一般に考えればHIVが産生するプロテアーゼを薬の標的にすることは難しい。なぜなら，ヒトもプロテアーゼをもっているからである。そこで，ヒトとHIVのプロテアーゼのアミノ酸配列を比較して，HIVにしか存在しないアミノ酸配列部分をさがしあてた。ここを選択的に切断する薬が，プロテアーゼ阻害薬である。

　このように抗HIV薬はHIVのあらゆる増殖プロセスを阻害するのである。

※**核酸塩基**：核酸の材料であるアデニン，グアニン，チミン，ウラシルやシトシンをいう。

File 74　HIV治療薬の作用点

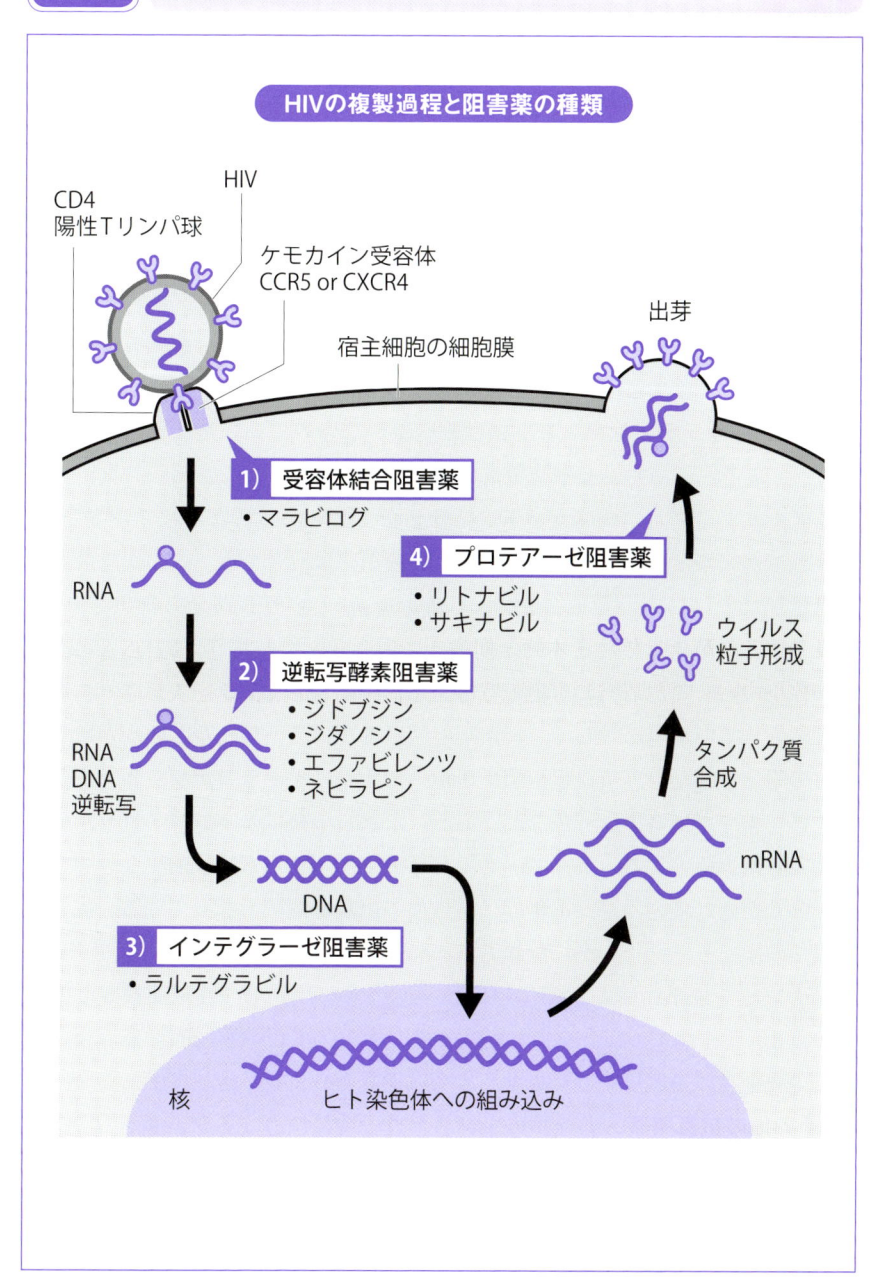

HIVの複製過程と阻害薬の種類

- CD4陽性Tリンパ球
- HIV
- ケモカイン受容体 CCR5 or CXCR4
- 宿主細胞の細胞膜
- 出芽

1) **受容体結合阻害薬**
   - マラビログ

2) **逆転写酵素阻害薬**
   - ジドブジン
   - ジダノシン
   - エファビレンツ
   - ネビラピン

3) **インテグラーゼ阻害薬**
   - ラルテグラビル

4) **プロテアーゼ阻害薬**
   - リトナビル
   - サキナビル

RNA
RNA DNA 逆転写
DNA
mRNA
タンパク質合成
ウイルス粒子形成
核　ヒト染色体への組み込み

Chapter 9-11 なぜ抗真菌薬の数は少ないのか？

細胞壁と細胞膜に着目する抗真菌薬の作用点

　抗細菌薬や抗ウイルス薬と比べると抗真菌薬の数は少ない。これは，真菌はヒトと同じ真核細胞であるから高い選択毒性を見いだすのが困難だからである。そのような状況でも見いだされた作用点が細胞壁と細胞膜である。病原真菌の数は100菌種を超えるが，真菌症の原因となるのはカンジダ，アスペルギルス，クリプトコックスと白癬菌で大部分を占めている。したがって，抗真菌薬もこれらの病原真菌を標的として開発されている。

1) **エキノキャンディン系**：ヒトには細胞壁がないので高い選択毒性を示す作用点となる。細菌の主な細胞壁成分はペプチドグリカンであるが，真菌ではβグルカン（グルコースがβ1-3結合した多糖）から構成されているため，βグルカンの生合成経路を遮断すれば真菌細胞は死滅する。この薬を最初に開発したのは日本の製薬会社で，*Coleophoma*という真菌から抽出された。つまり真菌が真菌を死滅させる物質をつくっていたのは興味深い。

2) **アゾール系**：作用点は細胞膜である。ヒトの細胞膜はコレステロールから構成されているのに対して，真菌細胞膜は**エルゴステロール**という差に着目して開発された。真菌血症や肺真菌症の治療薬に**イトラコナゾール**，**フルコナゾール**や**ボリコナゾール**などがある。これらの薬はエルゴステロールの生合成酵素を阻害する。抗菌スペクトルは広く，副作用も比較的少ないので最も広く使われているが，近年では耐性菌の出現が問題となっている。抗白癬菌薬の多くもアゾール系に分類されている。多くは外用剤であるが，イトラコナゾールは爪白癬の治療に経口投与を行う。1日2回を1週間投与し，その後3週間休薬することを3サイクル繰り返す，パルス療法を行う。これは，この薬を爪に高濃度で蓄積させるために開発された投与方法である。

3) **その他の抗真菌薬**：細胞膜エルゴステロールに結合する**アムホテリシンB**がある。これは強い殺菌力を示し耐性菌もほとんど発生しないが，副作用として腎毒性が生じる。これを軽減させるために**リポソーム製剤**が開発された。テルビナフィンはアゾール系には分類されないが，アゾール系と同様に細胞膜の合成を阻害する。白癬に対して高い治療効果を示す。

File 75 抗真菌薬の作用点と分類

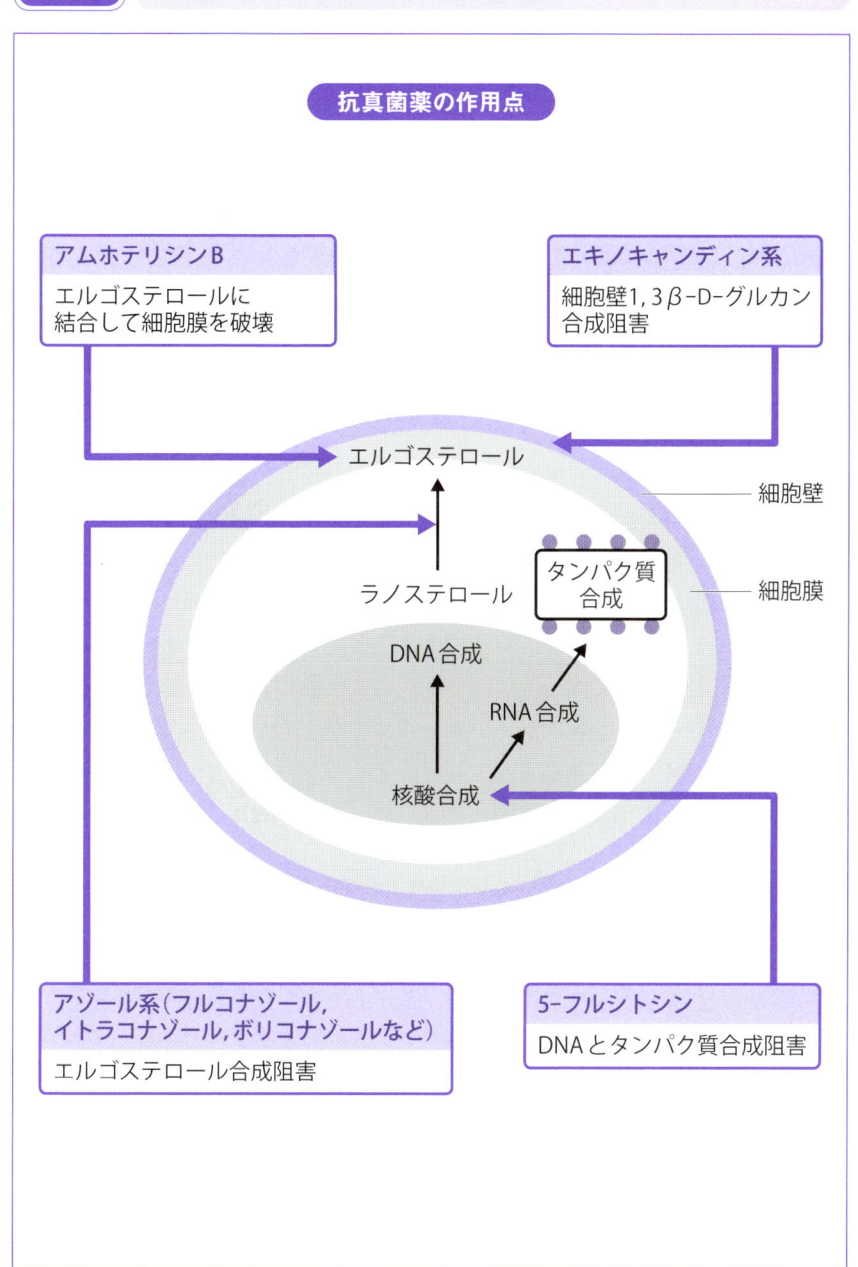

抗真菌薬の作用点

アムホテリシンB
エルゴステロールに結合して細胞膜を破壊

エキノキャンディン系
細胞壁1,3β-D-グルカン合成阻害

エルゴステロール
細胞壁
ラノステロール
タンパク質合成
細胞膜
DNA合成
RNA合成
核酸合成

アゾール系（フルコナゾール,イトラコナゾール,ボリコナゾールなど）
エルゴステロール合成阻害

5-フルシトシン
DNAとタンパク質合成阻害

Chapter 9-12 化学療法とワクチンの違い

ワクチンの種類と特徴

「**化学療法**」とは，化学物質を用いて体内に侵入してきた病原体を抑制する治療法のことであり，「**ワクチン**」は感染症の予防に用いる薬のことである。もう少し免疫学的な表現を使うと，病原体の抗原を投与することにより，抗原特異的免疫記憶を獲得させることである。免疫とは言葉が意味しているように，疫病から免れることである。病原体による「感染」をうけると，それを中和しようとして病原体特異的な抗体を産生する。さらに，2回目の感染に備えて免疫系細胞の中にその病原体の情報が記憶される（p.42）。この原理を応用したのがワクチンである。第6章のp.92をもう一度見てほしい。ジェンナーは牛痘をヒトに接種し，その後痘瘡を接種してもそのヒトは痘瘡を発症しなかったことを実験的に証明した。もちろん，痘瘡を接種すれば，痘瘡ウイルスに対する特異免疫が獲得できるだろうが，このウイルスはヒトに強い病原性を有するため接種できない。そこで，痘瘡ウイルスと同じ抗原性状をもっている牛痘ウイルスに着目したのである。このウイルスに感染しても大きな症状は現れないので接種が可能だった。ワクチンの条件はまず安全性が高いことである。つまり病原体を接種して感染症を起こしては意味がない。そこで抗原性だけは保ちながら，免疫を獲得する材料づくりをしている。

　　生ワクチンと成分ワクチンの特徴をまとめてみました。

生ワクチン：病原性を弱めるために何度も病原体の継代を繰り返す。たとえば，ポリオウイルスは継代の結果，ヒトの腸管でよく増殖するが全身に広がらないようになった。したがって病原性を示さない。

成分ワクチン：特定の抗原のみを抽出する。たとえば，インフルエンザウイルスの抗原としては，HA（赤血球凝集素）が重要である。そこで，このウイルスを増殖後，HA部分だけ抽出してワクチンとしている。厚生労働省は流行するインフルエンザウイルスの亜型を予想して製造を始める。

File 76 主なワクチンと用いる疾患名

ワクチンの種類と特徴

名称	特徴	主な疾患名
生ワクチン	生きた病原体であるが，病原性を弱めている	BCG，ポリオ，麻疹，風疹，おたふくかぜ
不活化ワクチン	死滅した病原体	日本脳炎，狂犬病，肺炎球菌
成分ワクチン	感染防御に関する成分だけを用いる	インフルエンザ，B型肝炎
トキソイド	無毒化した細菌毒素	破傷風，ジフテリア

厚生労働省のホームページにワクチンや予防接種の最新の情報がのっているわね

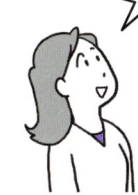

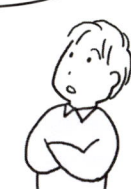

Chapter 9-13 微生物は優秀な医薬品製造工場である

微生物が微生物を殺す物質を産生する？

　青カビが産生する抗細菌薬ペニシリンの発見は抗菌薬開発の幕開けである。かつては，微生物が産生し，他の微生物の増殖を抑制する化学物質を抗生物質（antibiotics）と呼んでいたが，今日では微生物が産生する生理活性を有する化学物質が抗生物質と意味が広くなった。つまり微生物が抗腫瘍効果をもつ物質も産生することがわかったからだ。とはいえ，抗生物質の大部分は抗菌薬である。

　抗細菌薬の多くは**放線菌**が産生している。この菌は菌糸を放射状にのばすことから放線菌という名前がついた。放線菌はどこの土壌中にも存在し，砂１ｇ中に100個も存在するといわれている。このため，抗生物質の探索のために，放線菌ハンターは世界中の砂を集めたのである。分類学的にみると，放線菌の中でもストレプトマイセス属が最も抗生物質を産生している。放線菌が産生する代表的な抗菌薬として，ストレプトマイシン，アジスロマイシン，エリスロマイシン，リファマイシン（リファンピシンはこれから半合成された）がある。面白いのは，多くの抗菌薬に耐性を示すMRSA（p.162）に対する抗菌薬（バンコマイシンやダプトマイシン）も放線菌が産生する物質から発見されたことだ。

　放線菌は抗菌薬だけではなく，抗腫瘍薬も産生する。ドキソルビシン，エピルビシンやダウノルビシンはアンスラサイクリン系に属し腫瘍細胞のDNA合成を阻害する。マイトマイシンC，アクチノマイシンDやブレオマイシンもDNA合成を阻害する。いずれも放線菌由来である。犬のフィラリアやダニに有効な動物用の抗寄生虫薬であるエバーメクチンも放線菌由来である。

　抗微生物薬以外では，免疫抑制薬であるタクロリムスも放線菌が産生する。真菌の細胞壁合成を阻害する抗真菌薬ミカファンギンは真菌が産生する。他に真菌が産生する医薬品では，高コレステロール血症治療薬であるメバスタチンがある。

File 77

不思議な放線菌

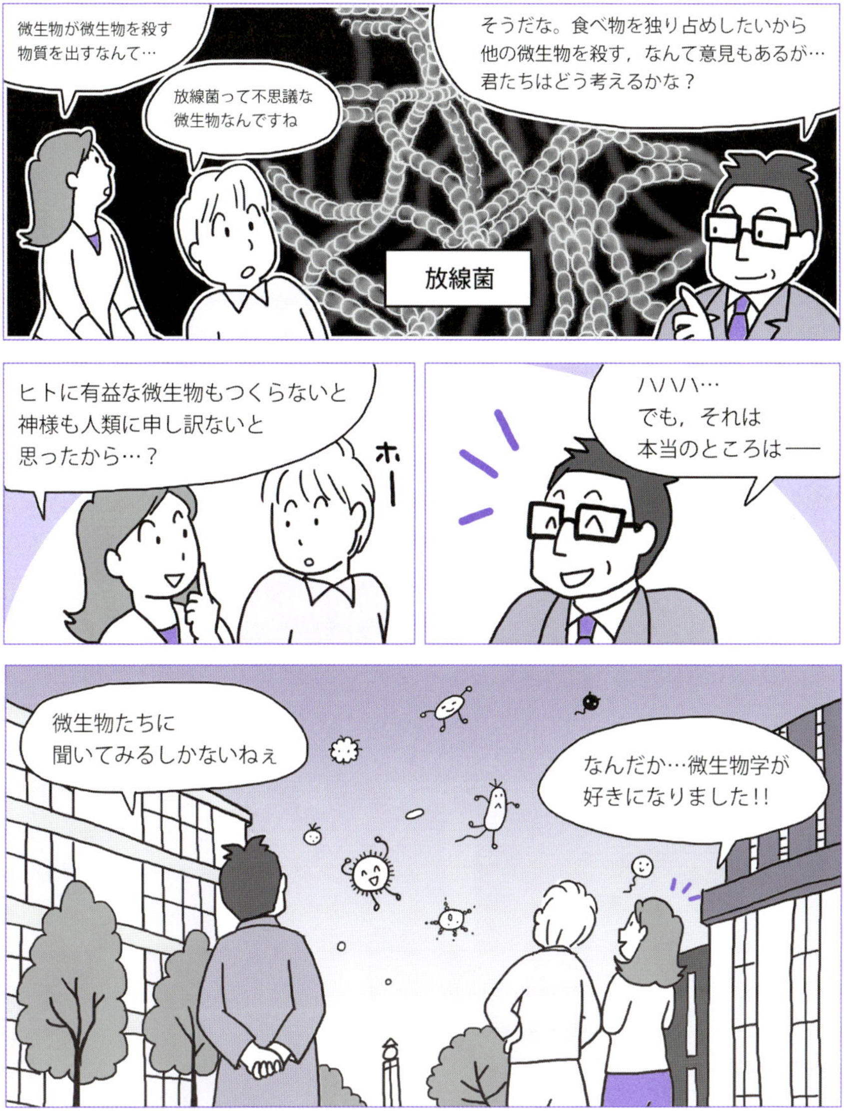

明君と香さんは，高杉先生の微生物学の単位がとれて無事進級できました。

END

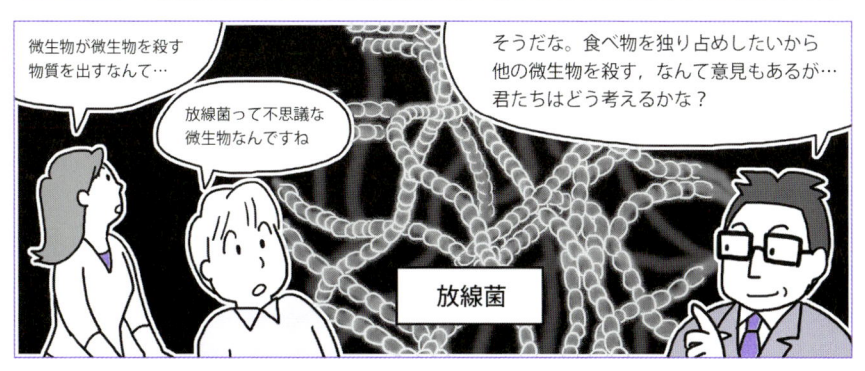

Column

抗菌スペクトル

抗菌薬によって効力を及ぼす病原微生物の範囲と感受性の強さなどがわかる。

抗菌薬	菌名	黄色ブドウ球菌(MRSA)	黄色ブドウ球菌(MSSA)	レンサ球菌	肺炎球菌	ジフテリア菌	クロストリジウム	淋菌	髄膜炎菌	インフルエンザ菌	大腸菌	サルモネラ菌	肺炎桿菌	赤痢菌	セラチア	緑膿菌	バクテロイデス	マイコプラズマ	結核菌	スピロヘータ	リケッチア	クラミジア
ペナム系 (ペニシリン系)	アンピシリン																					
	ピペラシリン																					
セフェム系	セファレキシン																					
	セフィキシム																					
	セフテラム																					
	セフジニル																					
	セファゾリン																					
	セフロキシム																					
	セファマンドール																					
	セフォタキシム																					
	セフピラミド																					
	セフタジジム																					
その他βラクタム系	ラタモキセフ																					
	フロモキセフ																					
	イムペネム																					
	アズトレオナム																					
アミノグリコシド系	ストレプトマイシン																					
	カナマイシン																					
	アミカシン																					
	アルベカシン																					
	ゲンタマイシン																					
テトラサイクリン系	ドキシサイクリン																					
	ミノサイクリン																					
マクロライド系	エリスロマイシン																					
	クラリスロマイシン																					
キノロン系	ノルフロキサシン																					
	オフロキサシン																					
その他	バンコマイシン																					
	リファンピシン																					
	ST合剤																					

■ 感受性　　■ 菌株によっては感受性　　□ 抵抗性

絵で学ぶ File一覧

本書は，知っておきたい微生物学の要点をマンガや図を用いて77点のファイルにまとめています。各項目をイメージとして頭に定着させるためにご活用ください。

第1章 | 微生物学序論

File1	ヒトと微生物のかかわり ………… 5	File3	ロベルト・コッホの門下生 ………… 9
File2	微生物を見る ………………………… 7		

第2章 | 細菌学総論

File4	生物進化（3つのドメイン系統樹）… 13	File7	グラム染色と形態分類 …………… 19
File5	細菌の基本構造 …………………… 15	File8	細菌の増殖曲線 …………………… 21
File6	細菌の細胞壁 ……………………… 17	File9	細菌の命名 ………………………… 23
		File10	体内の常在細菌 …………………… 25

第3章 | 細菌の遺伝学

File11	ビルレントファージとは ………… 29	File13	プラスミドの自律的複製 ………… 33
File12	細菌が変異するしくみ …………… 31		

第4章 | 感染論

File14	顕性感染と不顕性感染 …………… 37	File17	ヒトの免疫防御システム ………… 43
File15	病原体の感染経路 ………………… 39	File18	易感染性宿主 ……………………… 45
File16	感染発症のプロセス ……………… 41	File19	さまざまな消毒・滅菌法 ………… 47

第5章 | 細菌学各論

File20	ブドウ球菌の毒素と疾患 ………… 51	File28	赤痢菌の細胞内侵入機構 ………… 67
File21	レンサ球菌がつらなる過程 ……… 53	File29	サルモネラは血清型により病型も異なる … 69
File22	ヒトのタンパク質合成を阻害する緑膿菌 … 55	File30	コレラ毒素の作用機序 …………… 71
File23	レジオネラの感染経路 …………… 57	File31	炭疽菌の芽胞とライフサイクル … 73
File24	百日咳菌は気管支の粘膜上皮細胞で増殖する … 59	File32	クロストリジウム属菌による感染症 … 75
File25	ウイルスではないインフルエンザ菌 … 61	File33	結核菌は長期にわたってからだの中に潜伏する … 77
File26	ヘリコバクター・ピロリが胃内で生息できるわけ … 63	File34	マイコプラズマは遺伝暗号をすり替える細菌 … 79
File27	下痢原性大腸菌は5つのタイプがある … 65	File35	リケッチアは動物細胞の中でしか増殖できない … 81

175

| File36 | 性感染症の年齢分布と病原菌の種類 | 83 |
| File37 | ヒトの腸管や腔内などで仕事をする乳酸菌 | 85 |

第6章 | ウイルス学

File38	ウイルスの構造と種類	89
File39	ウイルスの増殖過程	91
File40	人類史上初のワクチン誕生	93
File41	口唇ヘルペスウイルスの潜伏感染と再発	95
File42	パピローマウイルスの感染と発症	97
File43	レトロウイルスのライフサイクル	99
File44	HIV感染からエイズが発症するまで	101
File45	麻疹ウイルスの構造	103
File46	季節で変わる「かぜ」の原因ウイルス	105
File47	新型インフルエンザはどのようにして発生するのか	107
File48	ノロウイルスの感染サイクル	109
File49	肝炎ウイルスの感染と発症	111
File50	エボラ出血熱とは	113
File51	ポリオウイルスの感染と増殖	115
File52	狂犬病の発症分布	117
File53	正常なプリオンと病原性をもつプリオン	119

第7章 | 真菌学

File54	真菌の細胞構造	123
File55	カンジダはヒト常在菌	125
File56	クリプトコックス症の感染経路と症状	127
File57	病原菌と有用菌，2つの顔をもつアスペルギルス	129
File58	ニューモシスチス肺炎	131
File59	白癬菌の主な発症部位	133
File60	フケ症とマラセチアの関係	135

第8章 | 原虫学

File61	主な原虫のかたち	139
File62	赤痢アメーバの嚢子型と栄養型とは	141
File63	マラリアの感染経路	143
File64	ネコに寄生するトキソプラズマ	145

第9章 | 化学療法

File65	抗菌薬の種類	149
File66	キノロン系薬の作用	151
File67	ペニシリン物語	153
File68	細胞壁合成阻害薬——作用のしくみ	155
File69	細菌のタンパク質合成を阻害するプロセス	157
File70	サルファ剤は成りすまして細菌をあざむく	159
File71	病原菌の反撃!?	161
File72	感受性菌と耐性菌の違い	163
File73	菌交代症が起こるしくみ	165
File74	HIV治療薬の作用点	167
File75	抗真菌薬の作用点と分類	169
File76	主なワクチンと用いる疾患名	171
File77	不思議な放線菌	173

索引

英字・ギリシャ

A. awamori 128
A. flavus 128
A. fumigatus 128
A. niger 128
A. oryzae 128
A. parasiticus 128
A. terreus 128
AIDS 98, 101
Archaea 12, 13
Aspergillus
.... 122, 128, 129
A型インフルエンザ ‥ 106
A型肝炎ウイルス 110
B. cereus 72
Bacillus anthracis 72
Bacillus属 72
Bacteria 12, 13
BCGワクチン 30, 76
Bifidobacterium 84
Bordetella pertussis 58
BSE 118
B型肝炎ウイルス 110
C. albicans 124
C. gattii 126
C. glabrata 124
Candida 124, 164
Chlamydia trachomatis
.... 82
Clostridium botulinum
.... 74
Clostridium difficile ‥ 164
Clostridium perfringens
.... 74
Clostridium tetani 74
Cryptococcus neoformans
.... 126
Cryptosporidium hominis
.... 144
C型肝炎ウイルス 110
D-Ala-D-Ala 154, 162

DNAジャイレース 150
DNAトポイソメラーゼⅣ
.... 150
DNA型ウイルス 88
DPT三種混合ワクチン接
種 58
Entamoeba histolytica
.... 140
Enterococcus 84
Escherichia coli 64
Eucarya 12, 13
Francisella tularensis ‥ 48
Fタンパク質 102
HA 106
Haemophilus influenza
type b 60
Haemophilus influenzae
.... 60
Helicobacter pylori ‥ 62
Hib 60
HIV 82, 98, 100, 166
HPV 82, 96, 97
HSV 94
HTLV-1 98
Hタンパク質 102
IFN 120
Influenza bacillus 60
Lactobacillus 84, 164
Legionella pneumophila
.... 56
M. pneumoniae 78
Malassezia 10, 134
MDRP 44, 54
Methicillin Resistant
Staphylococcus aureus
.... 50
MRSA 44, 50, 162
Mycobacterium
tuberculosis 76
Mycoplasma 78
NA 106
Neisseria gonorrhoeae ‥ 82

Orientia tsutsugamushi
.... 80
P. malariae 142
P. ovale 142
P. vivax 142
Penicillium chrysogenum
.... 122
Plasmodium falciparum
.... 142
Pneumocystis 130
prion 118
Pseudomonas aeruginosa
.... 54
R. japonica 80
R. rickettsia 80
Rabies virus 116
Rickettsia 80
Rickettsia prowazekii ‥ 80
RNA型ウイルス 88
RSウイルス 104
Rプラスミド 32
Salmonella enterica
subsp. enterica 68
Shigella 66
Staphylococcus 18
Staphylococcus属 50
STD 82
Streptococcus 18
Streptococcus mutans ‥ 84
Streptococcus pneumonia
.... 52
Streptococcus pyogenes
.... 52
ST合剤 158
Treponema pallidum ‥ 82
Trichomonas vaginalis
.... 82
Trichophyton interdigitale
.... 132
Trichophyton rubrum
.... 132
typhus 68

177

VRSA ············· 50，162
α 溶血 ················· 52
β シート ········· 118，119
β-ラクタム環 ····· 154，160
β 溶血 ················· 52

あ行

亜急性硬化性全脳炎 ··· 102
アクネ菌 ············· 74
アジア風邪 ·········· 106
アジスロマイシン ···· 156
亜種 ················· 22
アスペルギルス ·· 128，129
アゾール系 ·········· 168
アデノウイルス ·· 88，104
アトピー性皮膚炎 ···· 134
アドヘジン ··········· 40
アフラトキシン ······ 128
アフリカミドリザル ··· 64
アミノグリコシド系 ·· 156
アムホテリシン B ···· 168
アメーバ性赤痢 ······ 140
アルベカシン ········ 156
アレクサンダー・フレミング ················· 152
アレルギー反応 ······ 128
アンピシリン ········ 154
易感染性宿主 ········· 36
異型肺炎 ············· 78
イチゴゼリー状粘血便 ····················· 140
イトラコナゾール ···· 168
命定め ·············· 102
陰茎がん ············· 96
インターフェロン ···· 120
インテグラーゼ ·· 98，166
院内感染症 ··········· 44
インフルエンザウイルス ····················· 106
インフルエンザ菌 ····· 60
ウイルス ········· 4，88
ウイルス性肝炎 ······ 110

ウイルス性急性喉頭気管炎 ····················· 104
ウイルスタンパク質 ··· 98
ウイルス DNA ········· 98
ウープ ··············· 58
ウェルシュ菌 ········· 74
ウォレン ············· 62
ウシ海綿状脳症 ······ 118
エアロゾル ··········· 56
栄養型 ······· 130，140，141
エキノキャンディン系 ····················· 168
エコーウイルス ······ 104
エドワード・ジェンナー ····················· 92
エボラウイルス ······ 112
エボラ出血熱 ···· 112，113
エミール・アドルフ・フォン・ベーリング ······· 8
エリスロマイシン ···· 156
エルゴステロール ···· 168
エルンスト・ボリス・チェーン ·············· 152
エンテロコッカス属 ··· 84
エンテロトキシン ·· 50，64
エンベロープ ········· 88
黄色ブドウ球菌 ······· 50
オートインデューサー ·· 26
オーシスト ·········· 144
オリンピック熱 ······· 78

か行

化学療法 ······· 152，170
核酸 ················· 88
核酸塩基 ············ 166
核タンパク質 ········ 106
核様体 ··············· 14
かぜ症候群 ·········· 104
家族性プリオン病 ···· 118
カナマイシン ········ 156
化膿レンサ球菌 ······· 52
カビ ················ 122

カプシド ············· 88
芽胞 ················· 72
カリニ肺炎 ·········· 130
肝炎ウイルス ···· 110，111
桿菌 ················· 18
カンジダ ············ 124
感染 ················· 36
感染経路 ············· 38
感染症 ··············· 36
感染防御機構 ········· 36
寄生虫 ·············· 138
北里柴三郎 ············ 8
キノコ ·············· 122
キノロン系抗細菌薬 ·· 150
逆転写 ··············· 98
逆転写酵素 ··········· 98
キャリア ············· 40
ギャロ ·············· 100
急性灰白髄炎 ········ 114
急性感染症 ··········· 36
急性 B 型感染 ······· 110
吸着 ············· 90，91
牛痘 ················· 92
狭域抗菌薬 ·········· 148
狂犬病 ·············· 116
狂犬病ウイルス ······ 116
恐水症 ·············· 116
莢膜 ················· 14
菌交代症 ······· 148，164
菌体密度感知機構 ····· 26
クオラムセンシング ··· 26
クラミジア感染症 ····· 82
グラム陰性菌 ····· 14，17
グラム染色 ······· 18，19
グラム陽性菌 ····· 14，17
クラリスロマイシン ·· 156
クリプトコックス ···· 126
クリプトコックス症 ·· 126
クリプトスポリジウム ····················· 144
クループ症候群 ······ 104

178

クロイツフェルト・ヤコブ病 ……………… 118	コプリック斑 ……… 102	侵入門戸 …………… 40
クロストリジウム属	米のとぎ汁様 ……… 70	垂直感染 …………… 38
……………… 74, 75	コレラ ……………… 70	水痘 ………………… 94
経気道感染 ………… 38	コレラ菌 …………… 70	水平感染 …………… 38
経口感染 …………… 38	コンタジオン説 ……… 6	スキン・テンティング ・70
形質導入 …………… 28		スクレーピー ……… 118
血液感染 …………… 38	**さ行**	スタチン …………… 122
結核 ………………… 76	細菌 ………………… 4	スタッカート ……… 58
結核菌 ……………… 76	細菌ウイルス ……… 88	ストレプトマイシン ・156
結核緊急事態宣言 … 76	再興感染症 ………… 76	スピロヘータ ……… 18
欠失 ………………… 30	最小発育濃度 ……… 148	スペイン風邪 ……… 106
ゲノムサイズ ……… 34	細胞壁 ……………… 14	スポロゾイト ……… 142
ケモカインレセプター	細胞膜 ……………… 14	スルファメトキサゾール
……………………… 166	サッポロウイルス … 108	……………………… 158
ケラチン …………… 132	サルファ剤 …… 158, 159	性器ヘルペス ……… 82
下痢原性大腸菌 …… 64	サルモネラ ………… 68	成熟 …………… 90, 91
原核細胞 …………… 12	志賀潔 …………… 8, 66	成人T細胞白血病 … 98
嫌気性菌 …………… 74	子宮頸がん ………… 96	成分ワクチン … 170, 171
顕性感染 ……… 36, 40	シクロスポリンA … 122	世界天然痘根絶計画 …92
原虫 ………………… 138	シスト ………… 130, 131	赤痢 …………… 66, 140
抗HIV薬 …… 166, 167	自然突然変異 ……… 30	赤痢アメーバ ……… 140
広域抗菌薬 ………… 148	自然免疫 …… 36, 42, 43	赤痢菌 ……………… 66
広域スペクトル …… 44	市中感染型MRSA … 50	セファロスポリンC ・154
高温細菌 …………… 20	市中感染症 ………… 44	セレウス菌 ………… 72
好気性菌 …………… 20	ジヒドロプテリジンピロリン酸 ……………… 158	尖圭コンジローマ ・82, 96
抗菌スペクトル ・148, 174	しぶり腹 …………… 66	選択毒性 …………… 149
抗菌薬 ……………… 148	自由生活アメーバ … 140	洗濯婦の手 ………… 70
口腔レンサ球菌 …… 52	常在微生物 ………… 24	善玉菌 ……………… 84
抗酸菌 ……………… 76	常在微生物叢 ……… 24	蟯虫 ………………… 138
麹菌 ………………… 122	消毒 ………………… 46	先天性トキソプラズマ症
抗真菌薬 …… 168, 169	小児麻痺 …………… 114	……………………… 144
抗生物質 …………… 152	食中毒 ……………… 68	潜伏感染 …………… 36
後天性免疫不全症候群 ・98	植物ウイルス ……… 88	線毛 …………… 14, 40
紅斑熱 ……………… 80	脂漏性皮膚炎 ……… 134	増殖曲線 ……… 20, 21
酵母 ………………… 122	真核細胞 …………… 12	挿入 ………………… 30
呼吸器多核巨細胞（合胞体） ……………… 104	新型インフルエンザウイルス ……………… 106	**た行**
国際細菌命名規約 … 22	真菌 …………… 4, 122	タイコ酸 …………… 16
コクサッキーウイルス	人獣共通感染症 …… 48	代謝拮抗薬 ………… 158
……………………… 104	尋常性疣贅 ………… 96	帯状疱疹 …………… 94
コッホの4原則 ……… 8	侵入 …………… 90, 91	耐性菌 ………… 148, 160
		大腸菌 ……………… 64

179

多剤耐性菌……………160
多剤耐性結核菌………76
多剤耐性緑膿菌………54
脱殻……………… 90, 91
タンパク質合成阻害薬
　………………………156
単純ヘルペスウイルス・82
炭疽………………72, 73
炭疽菌…………………72
置換……………………30
腟トリコモナス症……82
遅発性（スロー）感染症
　………………………102
チフス…………………68
中温細菌………………20
腸管出血性大腸菌……64
腸管毒…………………50
腸管毒素原性大腸菌…64
腸炭疽…………………72
腸チフス………………68
直接監視下化学療法…76
通性嫌気性菌…………20
つつが虫病……………80
つつが虫病オリエンチア
　…………………………80
低温細菌………………20
テイコプラニン………50
デーデルライン桿菌…84
テオドール・エシェリヒ
　…………………………64
適応免疫…… 36, 42, 43
テトラサイクリン系・156
テトラヒドロ葉酸……158
テルビナフィン………168
天然痘…………………92
テンペレートファージ・28
痘瘡………………… 4, 92
痘瘡ウイルス…………92
同定……………………22
動物ウイルス…………88
毒素産生………………40
トリメトプリム………158

トロホゾイド …… 130, 131

な行

生ワクチン……… 170, 171
日本紅斑熱リケッチア・80
乳酸菌…………… 84, 164
ニューキノロン系……150
ニューモシスチス……130
ニューモシスチス肺炎
　………………………130
ヌクレオカプシド……88
熱帯熱マラリア原虫…142
粘膜型感染症…………96
ノーウォークウイルス
　………………………108
囊子……………………130
囊子型…………… 140, 141
膿粘血便………………66
ノロウイルス…… 108, 109

は行

肺アスペルギローマ・128
肺炎マイコプラズマ…78
肺炎レンサ球菌………52
バイオセーフティレベル
　………………………146
バイオフィルム………24
肺炭疽…………………72
梅毒……………………82
梅毒トレポネーマ……82
パウル・エールリッヒ… 8
白癬菌…………… 132, 133
バクテリオファージ
　………………… 28, 88
はしか…………………102
破傷風菌………………74
パターン認識受容体…42
鼻かぜウイルス………104
パピローマウイルス…96
パラアミノ安息香酸…158
パラアミノサリチル酸
　………………………158

パラインフルエンザウイル
　ス……………………104
パラチフス……………68
パラミクソウイルス科
　………………………102
バレ＝シヌシ…………100
ハワード・ウォルター・フ
　ローリー……………152
ハワード・テイラー・リケ
　ッツ……………………80
バンコマイシン… 50, 162
パンデミック…………106
人食いバクテリア……52
ヒトT細胞白血病ウイル
　ス……………………98
ヒトパピローマウイルス
　…………………………82
ヒトフローラ…………124
ヒト免疫不全ウイルス・98
ヒト免疫不全ウイルス感染
　症……………………82
ビフィドバクテリウム属
　…………………………84
皮膚型感染症…………96
皮膚糸状菌……………132
皮膚糸状菌症…………132
皮膚炭疽………………72
ビブリオ属……………70
飛沫感染………………38
百日咳…………………58
百日咳菌………………58
病原因子………………36
病原菌…………………160
表皮ブドウ球菌………50
日和見感染……………36
ビリオン………………88
ビルレントファージ…28
ファージ………………28
フィアライド…………128
複製……………… 90, 91
フケ症…………………134
不顕性感染…… 36, 37, 40

ブドウ球菌 ……… 18, 50	発疹チフスリケッチア ‥80	疣贅 …………… 96
プファイフェル菌 ……… 60	ボツリヌス菌 …… 74, 86	溶原菌 …………… 28
プラーク …………… 28	ホモ乳酸菌 ………… 84	四日熱マラリア原虫 ‥142
プラスミド …… 4, 32, 33	ポリオ ………… 114	
プリオン ………… 118	ポリオウイルス …… 114	**ら行**
プリオン病 ……… 118	ポリオ根絶宣言 …… 114	ライノウイルス …… 104
ブリル・ジンサー病 ‥80	ボリコナゾール …… 168	落屑 …………… 134
フルコナゾール ‥126, 168	香港風邪 ………… 106	ラクトバシラス属 ……84
プール熱 ………… 104		ラブドウイルス …… 88
プロテアーゼ …… 98, 166	**ま行**	卵形マラリア原虫 ‥142
プロバイオティックス ‥84	マイコプラズマ …… 78	リウマチ熱 ……… 52
不和合性 …………… 32	マクロライド系 …… 156	リケッチア ……… 80
糞口感染症 ………… 38	マーシャル ……… 62	リザーバー ……… 80
分生子 …………… 128	麻疹 …………… 102	リチャード・ファイファー
分生子柄 ………… 128	麻疹ウイルス ‥102, 103	…………… 60
ベクター …………… 80	麻疹排除計画 …… 102	リボソーム …… 14, 156
ベクター感染 ……… 38	マラセチア ……… 134	リボソーム製剤 …… 168
ヘテロ乳酸菌 ……… 84	マラリア ………… 142	リポ多糖 ………… 16
ペニシリナーゼ …… 154	マラリア原虫 …… 142	リポタンパク質 …… 16
ペニシリン …… 152, 153	慢性感染症 ……… 36	リュック・モンタニエ
ペニシリン結合タンパク質	慢性B型感染 …… 110	…………… 100
（PBP） ……… 154	水ぼうそう ……… 94	緑膿菌 …………… 54
ペニシリンG …… 154	水虫 ……… 132, 133	リン脂質 ………… 16
ペプチドグリカン	三日熱マラリア原虫 ‥142	淋菌感染症 ……… 82
………… 16, 154	ミュータンス菌 …… 84	レーウェンフック …4, 6
ヘリコバクター・ピロリ	メチシリン耐性黄色ブドウ	レジオネラ ……… 56
…………… 62	球菌 ………… 162	レジオネラ肺炎 …… 56
ヘルペスウイルス ‥94	滅菌 …………… 46	レトロウイルス …… 98
ベンジルペニシリン ‥154	メロゾイト ……… 142	レンサ（連鎖）球菌
偏性嫌気性菌 ……… 20	免疫グロブリン …… 42	………… 18, 52
扁平疣贅 ………… 96		ロッキー山紅斑熱リケッチ
鞭毛 ……………… 14	**や行**	ア …………… 80
ヘンレの3原則 ……… 8	薬剤感受性 ……… 148	ロベルト・コッホ…‥8, 76
放出 ………… 90, 91	薬剤排出ポンプ …… 160	
放線菌 ……… 152, 172	薬剤耐性プラスミド ‥160	**わ行**
母子感染 …………… 38	野兎病菌 ………… 48	ワクチン …… 4, 92, 170
発疹チフス ………… 80	誘起突然変異 …… 30	

著者略歴

杉田　隆（すぎた　たかし）

明治薬科大学微生物学教室　教授，博士（薬学），薬剤師

明治薬科大学大学院を修了後，米国系製薬会社研究開発部門，理化学研究所勤務を経て，明治薬科大学微生物学教室に在籍。

微生物ゲノム解析を通して病原機構の解析，ヒト常在微生物と疾病／健康，環境中からの有用微生物の探索および抗菌薬の評価に関する研究に従事している。

カバー・本文イラスト　土田　菜摘

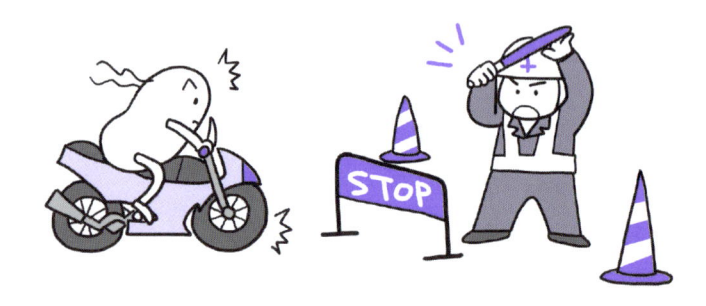

初めの一歩は絵で学ぶ

微生物学
細菌・真菌・ウイルスと感染症

定価　本体1,800円（税別）

2014年 7 月31日　　発　行
2015年12月 5 日　　第 2 刷発行
2017年 7 月25日　　第 3 刷発行
2019年 7 月15日　　第 4 刷発行
2022年 8 月25日　　第 5 刷発行

著　者　　杉田　隆（すぎた　たかし）
制　作　　株式会社　ビーコム
作　画　　土田　菜摘
発行人　　武田　信
発行所　　株式会社　じ ほ う

　　　　101-8421　東京都千代田区神田猿楽町1-5-15（猿楽町SSビル）
　　　　振替　00190-0-900481
　　　　＜大阪支局＞
　　　　541-0044　大阪市中央区伏見町2-1-1（三井住友銀行高麗橋ビル）
　　　　お問い合わせ　https://www.jiho.co.jp/contact/

©2014　　　　　　組版　(株)ビーコム　　印刷　(株)日本製作センター
Printed in Japan

本書の複写にかかる複製、上映、譲渡、公衆送信（送信可能化を含む）の各権利は
株式会社じほうが管理の委託を受けています。

JCOPY ＜出版者著作権管理機構　委託出版物＞
本書の無断複製は著作権法上での例外を除き禁じられています。
複製される場合は、そのつど事前に、出版者著作権管理機構（電話 03-5244-5088、
FAX 03-5244-5089、e-mail：info@jcopy.or.jp）の許諾を得てください。

万一落丁、乱丁の場合は、お取替えいたします。
ISBN 978-4-8407-4591-8

初めの一歩は絵で学ぶ シリーズ好評発売中!

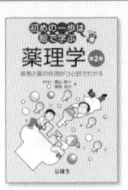

薬理学 第2版 疾患と薬の作用がひと目でわかる
黒山 政一、香取 祐介／著
定価1,980円(本体1,800円+税10%)／A5判／224頁／2019年3月刊／ISBN:978-4-8407-5165-0

「イラスト＆解説」で疾患も治療薬も簡潔にイメージできる！
新薬や新項目「痛み（疼痛）」「真菌感染症」を追加し薬物数が大幅増加！

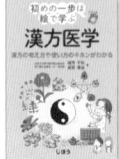

漢方医学 漢方の考え方や使い方のキホンがわかる
緒方 千秋、坂田 幸治／著
定価1,980円(本体1,800円+税10%)／A5判／184頁／2018年11月刊／ISBN:978-4-8407-5149-0

診断や処方選択、生薬の解説、名前の由来など、
難しそうな内容が簡単にわかりやすく学べる！

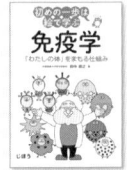

免疫学 「わたしの体」をまもる仕組み
田中 稔之／著
定価1,980円(本体1,800円+税10%)／A5判／252頁／2016年8月刊／ISBN:978-4-8407-4654-0

複雑な免疫の仕組みにつまずいてしまった方にこそおすすめ！
本当にわかりやすい、免疫学の入門書！

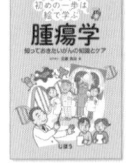

腫瘍学 知っておきたいがんの知識とケア
元雄 良治／著
定価1,980円(本体1,800円+税10%)／A5判／181頁／2015年4月刊／ISBN:978-4-8407-4653-3

知ってるつもりだった！？知らないままだった！？・・・
「がん」に関する素朴なギモンをここで解決！！

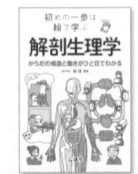

解剖生理学 からだの構造と働きがひと目でわかる
林 洋／監
定価2,200円(本体2,000円+税10%)／A5判／197頁／2014年6月刊／ISBN:978-4-8407-4588-8

「解剖学」「生理学」の学習で、もうつまずかない！
「わからない、むずかしい」を解消する！

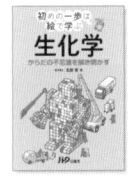

生化学 からだの不思議を解き明かす
生田 哲／著
定価1,980円(本体1,800円+税10%)／A5判／193頁／2013年9月刊／ISBN:978-4-8407-4500-0

「なぜ私たちはお腹が減るの？」「なぜ甘いものを食べると太るの？」
どんどん面白くなるからだの化学！

株式会社じほう　https://www.jiho.co.jp/